PETRA HIRSCHER

DIE MITOCHONDRIEN-METHODE

PETRA HIRSCHER

DIE MITOCHONDRIEN-METHODE

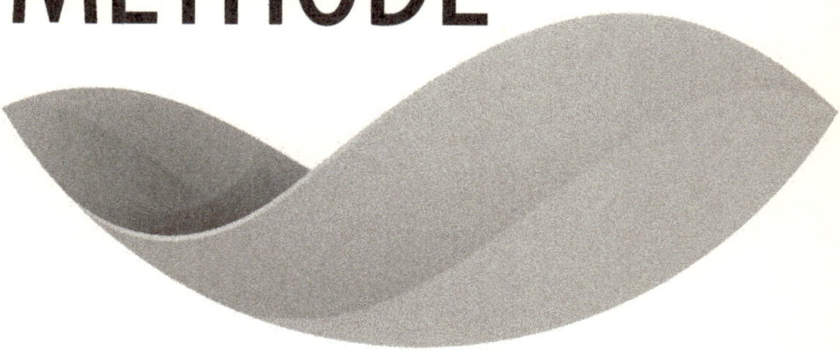

WIE SIE FIT UND GESUND WERDEN, IHR GEWICHT OPTIMIEREN UND IHR LEBENSGEFÜHL VERBESSERN

riva

Bibliografische Information der Deutschen Nationalbibliothek
Die Deutsche Nationalbibliothek verzeichnet diese Publikation in der Deutschen Nationalbibliografie. Detaillierte bibliografische Daten sind im Internet über http://dnb.d-nb.de abrufbar.

Für Fragen und Anregungen:
info@rivaverlag.de

Originalausgabe
1. Auflage 2016

Nymphenburger Straße 86
D-80636 München
Tel.: 089 651285-0
Fax: 089 652096

Wichtiger Hinweis
Sämtliche Inhalte dieses Buches wurden – auf Basis von Quellen, die die Autorin und der Verlag für vertrauenswürdig erachten – nach bestem Wissen und Gewissen recherchiert und sorgfältig geprüft. Trotzdem stellt dieses Buch keinen Ersatz für eine individuelle Fitnessberatung und medizinische Beratung dar. Wenn Sie medizinischen Rat einholen wollen, konsultieren Sie bitte einen qualifizierten Arzt. Der Verlag und die Autoren haften für keine nachteiligen Auswirkungen, die in einem direkten oder indirekten Zusammenhang mit den Informationen stehen, die in diesem Buch enthalten sind.

Redaktion: Palma Müller-Scherf
Umschlaggestaltung: Karen Schmidt
Umschlagabbildung: Shutterstock/Kaer_stock
Satz: inpunkt[w]o, Haiger
Druck: GGP Media GmbH, Pößneck
Printed in Germany

ISBN Print: 978-3-86883-947-0
ISBN E-Book (PDF): 978-3-95971-298-9
ISBN E-Book (EPUB, Mobi) 978-3-95971-299-6

Weitere Informationen zum Verlag finden Sie unter

www.rivaverlag.de

Beachten Sie auch unsere weiteren Verlage unter
www.muenchner-verlagsgruppe.de

Inhalt

Willkommen bei den Mitos!

Eine schlanke Figur. Die Problemzonen im Griff. Körperlich und geistig jung bleiben: Gründe, sich um seine Mitochondrien zu kümmern, gibt es mehr als genug. Denn je mehr Mitochondrien der Mensch besitzt, desto mehr Energie kann sein Körper verbrauchen, und der Stoffwechsel wird angekurbelt.

Die Mitochondrien sind das Ergebnis einer sehr erfolgreichen Fusion zweier Zellarten vor etwa 1800 bis 2300 Millionen Jahren. Bis heute sind sie Kraftwerke und Waffenkammer in einem. Verliert die Zelle die Kontrolle über ihre Mitochondrien-Untertanen, haben wir Menschen ein Problem. Pro Zelle besitzen wir nämlich nicht nur ein Mitochondrium, sondern Tausende, und die spielen eine der Hauptrollen, steht Krankheit versus Gesundheit auf dem Programm.

Wenn wir wissen, wie unsere Mitos funktionieren, was sie mögen und was ihnen bekommt, lassen sie sich von uns positiv beeinflussen. Damit können wir …

- mehr leisten,
- leichter abnehmen,
- schöner und straffer aussehen,
- unsere sportlichen Resultate verbessern,
- rundum gesünder werden.

Geht es den Mitos gut, vermehren sie sich und stellen uns stets genug Lebensenergie zur Verfügung. Entdecken Sie jetzt, wie Sie mithilfe der Mitochondrien-Methode Ihre Mitos hegen, pflegen und sogar optimieren können.

Der Mitos-Manager

Mitochondrien sind essentiell. Sie produzieren die Energie, die wir zum Leben brauchen. Sie steuern Alterungsprozesse, unsere Gesundheit und Leistungsfähigkeit.

Die Mini-Kraftwerke in den Zellen

Mitochondrien sind die »Kraftwerke« oder »Energiezentralen« der Zelle, denn sie gewinnen aus Sauerstoff und Zucker die Energie, die die Zellen verwerten können. Diese winzigen eigenständigen Organe in unseren mikroskopisch kleinen Körperzellen nennt man auch »Organellen« – »kleines Organ«. Ihr Name Mitochondrion setzt sich zusammen aus dem griechischen »mitos« für »Faden« und »chondros« für »Korn«. Namensgeber war der deutsche Pathologe Carl Benda, der 1914 in einem Vortrag sagte: »Mit dem Namen ›Mitochondrien‹ (Fadenkörnchen) bezeichnete ich im Jahre 1898 Körnchen und körnige Strukturen des Zellleibs.« Die Mitos übernehmen eine Fülle enorm wichtiger Stoffwechselprozesse. In ihrem stark aufgefalteten inneren Membransystem läuft die innere Atmung, die »Atmungskette«, ab. Sie ist eine der wichtigsten chemischen Funktionen im Stoffwechsel und hat die Aufgabe, die Energie, die wir über die Nahrung aufnehmen, für die Zelle überhaupt nutzbar zu machen. Darüber hinaus produzieren die Mitochondrien mit dem Energiemolekül ATP den Hauptanteil der Energie, den unsere Zellen brauchen. Der ist immerhin so groß, dass rund die Hälfte unseres Tagesbedarfs an Kalorien in den Umsatz dieses Moleküls gesteckt wird.

Jede Körperzelle mit Kern beherbergt einige Hundert bis mehrere Tausend Mitochondrien: In einer einzigen Herzmuskelzelle oder Hirnzelle arbeiten beispielsweise 1000 bis 2000 Mitochondrien. Wenn man bedenkt, dass eine einzelne Zelle unseres Gehirns selbst nur etwa 10 bis 50 Mikrometer groß ist, also 0,01 bis 0,05 Millimeter, sollte es besser heißen: Mitochondrien sind *superwinzige* eigenständige Organe in unseren Zellen. Zu dem superwinzig gesellt sich noch ein *superperfekt* in Sachen Gestalt: Dank einer doppelten Membran können sie ihre Produktivität maximieren. Die äußere Schicht umschließt das Mitochondrium wie eine Haut, die innere ist kammartig zu den sogenannten Cristae gefaltet, vom Lateinischen »crista« für kammartigen Auswuchs à la Hahnenkamm. Diese raffinierte Faltung vervielfacht die Oberfläche in der Organelle, wo permanent chemische Reaktionen ablaufen. Und wo viel Platz ist, kann auch viel gearbeitet werden beziehungsweise können mehr Reaktionen erfolgen. Im Mitochondrium befindet sich eine hochkonzentrierte Flüssigkeit, die Matrix. Sie enthält zum Beispiel das Erbgut des Mitochondriums und Enzyme, die für den Abbau von Fettsäuren wichtig sind. Mitochondrien schwimmen frei in der Körperzelle und sind ziemlich aktiv. Sie befinden sich in einem fortwährenden Prozess, sie vermehren sich – durch eine Querteilung aus sich selbst –, sie verbinden sich mit anderen Mitos, verbrauchen sich, wachsen oder bauen sich ab. Je größer der Energiebedarf einer Zelle ist, desto mehr Mitochondrien werden gebildet und umgekehrt. Benötigt beispielsweise eine Muskelzelle mehr Energie, dann braucht sie mehr Mitochondrien. Warum?

Die Energiequelle unseres Körpers

Ohne Mitochondrien würden wir so ziemlich gar nichts zustande bringen. Wir würden überhaupt nicht existieren. Wo Mitochondrien sind, ist Stoffwechsel, denn die Hauptaufgabe der Mitos ist die Extraktion von Energie aus unseren Nährstoffen, um dann daraus Adenosintriphosphat ATP zu produzieren. ATP ist der Energieträger, den unsere Zellen benötigen, um richtig zu funktionieren. Wir verbrauchen permanent ATP, beim Joggen, Denken, Atmen oder wenn wir Blut durch unseren Blutkreislauf pumpen – nur mit der nötigen Ladung Power laufen die biochemischen Prozesse in uns ohne Störung ab. So gesehen ist ATP bei jedem physiologischen Prozess vonnöten. Diese Energie steht permanent jedem Organ zur Verfügung und wird von diesem verwertet. In den Mitos werden die Inhaltsstoffe der Nahrung und der Sauerstoff unserer Atmung zu Energie verstoffwechselt und diese zur Lebensenergie ATP Adenosintriphosphat. Ohne Mitochondrien kein ATP, und ohne ATP geht gar nichts! Die Mitos bestreiten den Antrieb für den menschlichen Organismus, 80 oder 90 Jahre lang, ununterbrochen. Solange wir leben. Mit zunehmendem Alter nehmen die ATP-Werte unerbittlich ab: zwischen dem 20. und dem 70. Lebensjahr um rund 50 Prozent.

Was den Mitos schadet

Billiarden von Mitochondrien befinden sich in allen menschlichen Körperzellen, außer denen der roten Blutkörperchen, sie arbeiten unbemerkt in unserem Körper. Tag und Nacht produzieren intakte Mitochondrien also die ATP-Energiepakete »just in time«, denn für diese gibt es keinen Speicherplatz im Körper. Und die Mitos sind auch konsequent »selbstkritisch«, sollte durch Fehlfunktionen oder Überalterung bei ihnen oder anderswo in der Zelle etwas aus dem Ruder laufen. Dann setzen sie gnadenlos Befehle frei, die in den programmierten Zelltod, die Apoptose, führen. Bereits eine Energieeinbuße ab 15 Prozent kann die Apoptose auslösen. Apoptose stammt aus dem Griechischen, es beschreibt das Fallen der welken Blätter im Herbst.

Unsere kleinen Kraftwerke sind anfällig für Störungen und können leicht beschädigt werden, zum Beispiel durch unsere Ernährungswahl, Lebensgewohnheiten und Umwelteinflüsse. Erst wenn die Mitochondrien abbauen, wenn sie defekt werden, dann fallen sie uns auf. Wenn es passiert, dass sie nicht mehr in der Lage sind, die Energieansprüche des Körpers zu erfüllen, beginnen die Dinge auseinanderzubrechen. Funktionieren die Abläufe in den Mitochondrien nicht mehr richtig, sind die ersten Anzeichen körperliche und geistige Schwäche, Müdigkeit und Erschöpfung. Dann drosseln sich die Körperfunktionen. Immun-, Nerven- und Hormonsystem, die Organe und Muskeln arbeiten nicht mehr optimal. Auch die Erneuerung und Regeneration des Gewebes in den Zellen nimmt ab.

Die ständige »Verletzung« unserer Mitochondrien mit Toxinen wie Koffein oder Nikotin, mit Infektionen, Stress oder Allergenen wie zum Beispiel Pollen, Tierhaaren, mit unausgewogener Nahrung und Medikamenten ist einer der Gründe, weshalb wir mit zunehmendem Alter irgendwann schlappmachen. Denn auch die Mitochondrien verlieren an Vitalität, da bei jeder Zellteilung die angeschlagenen Mitochondrien weitergegeben werden: Das Herzstück bleibt, die Fassade der Zelle wird renoviert, und so sammeln sich im Erbgut der Zelle im Lauf des Lebens immer mehr Schäden an.

Der oxidative Stress

Der Rost am Auto. Der Apfel, der sich beim Schälen braun färbt. Das geöffnete Olivenöl, das ranzig schmeckt. Falten, der Sonnenbrand. Was hat das mit unseren Mitos zu tun? Jedes Mal, wenn unsere Mitos aus Glukose oder Fettsäuren unser Lebensmolekül ATP produzieren, entstehen gleichzeitig freie Radikale. Diese freien Radikalen sind reaktionsfreudige, instabile Molekülteile. Weil ihnen in ihrer chemischen Struktur ein Elektron fehlt, »stehlen« sie es vom erstbesten »Opfer«-Molekül wie Molekülen der Zellmembran, von Proteinen oder von der DNA. Das bestohlene Opfer, dem nun das Elektron fehlt, wird selbst zum Radikalen und versucht, sich durch Raub wieder zu vervollständigen. Auf diese Weise wird eine gefährliche Kettenreaktion in Gang gesetzt, die dem Körper schadet. In den Fünfzigerjahren nahm man an, freie Radikale würden die Mitochondrien quasi »wegbrennen«. Tatsächlich sind freie Radikale auch wichtig für unseren Körper. Ihre Aufgabe im System ist die Beseitigung von Zellmüll, sie regulieren die Funktion und Vermehrung der Mitos. Dies gilt für ein normales Maß freier Radikaler.

Von oxidativem Stress spricht man immer dann, wenn sich zu viele freie Radikale ungehindert im Organismus entfalten können. Ist ihr Pegel ständig erhöht und die Zelle quasi unter Dauerbeschuss, wie das bei Kettenrauchern der Fall ist, können sie zu »Sargnägeln« werden. Sie bringen die Zelle aus ihrer Balance, lösen Oxidation aus und führen in einer Art Kettenreaktion von Zell- und Gewebeschäden zur Zerstörung der Mitochondrien – unserer Lebenskraft. Neuere Erkenntnisse aus der Molekularmedizin bestätigen: Je höher die Menge an freien Radikalen, desto größer ist auch das Ausmaß der Zellschäden. Wer durch richtige Nahrung oder Eigenproduktion über genug Antioxidantien und Enzyme für die Entsorgung verfügt, kann seine Mitos vor Beschädigungen schützen. Wer sich aber überwiegend mit leeren Kalorien aus Zucker, Weißmehl oder industriell verarbeiteten Nahrungsmitteln ernährt, wird zu viele freie Radikale produzieren.

Der Zell-Trainer

Die Mitochondrien stärken. Geht das? Dazu werden die physiologischen Prozesse des Körpers beachtet, richtig entspannt, genug geschlafen und tüchtig trainiert.

Regeneration statt Stress

Im täglichen Balanceakt zwischen Arbeit und Entspannung kann Erschöpfung ganz schnell zum Normalzustand werden. Viele Menschen haben nie gelernt, Stress auf eine gesunde Art und Weise zu bewältigen, und stürzen sich stattdessen auf Alkohol und Nikotin. Und obwohl Stress eigentlich in unseren Köpfen beginnt, kann er sich entschieden physisch äußern. Stress hat einen ganz realen Effekt auf unsere Energie. So ist akuter Stress ein natürliches Alarmsignal, aber in unserer heutigen Zeit aktivieren wir diese Reaktion chronisch. Das Ergebnis: Die Nebennieren schütten Stresshormone wie Cortisol aus, die die Funktion unserer Mitos beeinträchtigen. Wir essen mehr, schlafen weniger und verbrennen weniger Fett und sind im Niedrigenergiemodus.

Spätestens wenn wir keine mehr haben, merken wir, wie wichtig Energie ist. Man ist vielleicht dauererkältet, schläft nicht mehr richtig, fühlt sich erschöpft oder hat Gelenkschmerzen. Eine Erklärung könnte sein: Die inneren Akkus sind leer. Denn das Niveau der Lebensenergie, die jedem von uns zur Verfügung steht, bestimmen die winzigen Bestandteile unserer Zellen: die Mitochondrien. Werden sie geschädigt, etwa durch Schlaf- oder Bewegungsmangel und Stress, verliert der Körper seine Energie. Unsere Mitochondrien können sich zwar von Natur aus durch permanente Erneuerung und Korrekturen, die im Körper stattfinden, regenerieren – geschädigte Mitochondrien lassen sich jedoch nicht mehr reparieren. Um die Mitochondrien aktiv zu schützen, gilt es, chronischen Stress abzubauen. Stress kann die physiologischen Prozesse im Körper negativ beeinflussen, die Immunfunktion schwächen oder die bewusste Verarbeitung von Gefühlen und Wahrnehmungen behindern, da man sich zu stark auf das konzentriert, was einen belastet, ärgert oder stört. Natürlich ist es unmöglich, Stress komplett auszuschalten, aber Ziel sollte sein, ihn zu kontrollieren. Entspannung macht tatsächlich Mühe, da wir unsere übliche Stressreaktion verändern und lernen müssen, den »Pause-Knopf« zu drücken. Entspannungstechniken gibt es mehr als genug, von Atemübungen, Qigong, geführter Imagination über Saunagänge bis hin zu Sex. Finden Sie einfach heraus, was für Sie selbst gut funktioniert, und machen Sie es regelmäßig. Ausgleichende Ruhe- und Entspannungsphasen mit entstressenden Achtsamkeits- beziehungsweise Atemübungen oder tägliche Meditation sind Möglichkeiten, unsere Gesundheit und unsere Leistungsfähigkeit zu erhalten.

Mit dem Hund entspannen

Der nach unten schauende Hund – Adho Mukha Svanasana – ist eine Umkehrhaltung aus dem Yoga. Sie ist eine wunderbare Entspannung nach einem langen Tag. Yoga gehört zur indischen Philosophie und verhilft zu innerer Gelassenheit.

1. Aus dem Vierfüßlerstand in den Hund kommen. Dabei sind die Hände direkt unter den Schultern, die Knie direkt unter den Hüften. Die Finger leicht spreizen für mehr Stabilität und Kraft.

2. Ausatmen und die Knie vom Boden heben, die Hüfte anheben und die Beine strecken. Die Schulterblätter von den Ohren und der Wirbelsäule wegziehen. Den Kopf in Verlängerung der Wirbelsäule in einer Linie mit den Armen hängen lassen. Die Augen schauen Richtung Nabel, damit der Nacken frei bleibt und nicht verspannt.

3. Das Steißbein zeigt nach oben, der Körper sollte nun wie ein umgedrehtes »V« aussehen. Die Streckung im Rücken und auf der Beinrückseite wahrnehmen und 30 Sekunden bis zwei Minuten halten.

4. Um den nach unten schauenden Hund zu beenden, ausatmen und langsam die Knie auf den Boden senken. Auf den Fersen absetzen, den Oberkörper nach vorne ablegen, die Arme neben dem Körper ablegen und einige Augenblicke in dieser Stellung des Kindes nachspüren.

Stressout 1,2,3

Diese drei schlauen Strategien können Sie jeden Tag effektiv einsetzen gegen Ängste und herzschädigende schlechte Angewohnheiten. 1. Gesunde Snacks in Reichweite: Wer Stress mit Essen überkompensiert, greift nur zu gern zu Chips & Co. Günstiger fürs Herz und die Gesundheit sind diese Snacks: Obst, Gemüse, Erdnussbutter, Gemüse-Smoothies, Nüsse. 2. Die Humorstrategie: Schauen Sie sich doch einmal die witzigsten Tier-Videos auf YouTube an und lachen Sie herzhaft. Ihre Körper- und Muskelreaktionen beim Lachen wirken wie ein kleines Fitnessprogramm. Beim Lachen wird die Luft so richtig aus der Lunge geblasen und diese dabei »entgiftet«. Gleichzeitig vergrößert sich das Atemvolumen, und der Körper bekommt mehr Sauerstoff. Das körpereigene Glückshormon Oxytocin wird ausgeschüttet – der Gegenspieler zum Stresshormon Cortisol. 3. Gassi gehen: Wer Stress mit noch mehr arbeiten kompensiert, bringt sich in einen gefährlichen Erschöpfungszustand. Ein kleiner Spaziergang kann dann dabei helfen, den Blutdruck und Herzschlag zu normalisieren. Und nicht vergessen: Optimal sind 10000 Schritte am Tag.

Mal tief Luft holen

Der Atem gilt als ein Bindeglied zwischen Körper und Seele. Im Umkehrschluss hat jeder seelische und jeder körperliche Zustand Einfluss auf die Atmung. Da wir Gestresste und Nervöse die natürliche Atmung weitgehend verlernt haben, ist die flache Atmung, überwiegend in den Brustbereich, sehr verbreitet. Das kann eine Negativspirale in Gang bringen: Wer nicht richtig atmet, bringt nicht genug Sauerstoff ins Blut und weiter zu den Zellen. Muskeln und Organe und vor allem das Gehirn können nicht ihre volle Leistungsfähigkeit erreichen. Am Bauch lässt sich am besten beobachten und fühlen, ob man richtig atmet: Wölbt sich beim Einatmen der Bauch nach vorne, ist dies eine tiefe Bauchatmung, der wichtigste Teil der Atmung. Daran ist das Zwerchfell maßgeblich beteiligt, die flache Muskelplatte, die Brustraum vom Bauchraum trennt. Zieht sich beim Atmen jedoch der Bauch nach innen, ist dies eine flache Brustatmung. Hierbei wird häufig zu schnell eingeatmet und ungenügend ausgeatmet – Abfallprodukte können sich dann in der Lunge anstauen und ins Blut übertragen werden, die Folge sind Erschöpfung und Unruhe. Wer langsam, tief und regelmäßig atmet, hilft seinem Körper zu entspannen. Dazu eine kleine Atemübung: Sitzen Sie mehrmals täglich aufrecht, mit entspanntem Bauch und geschlossenen Augen. Atmen Sie ein und stellen Sie sich dabei vor, wie Sie sich mit Luft füllen vom Unterleib über die Bauchmitte (Ihr Bauch dehnt sich noch ein wenig mehr aus) bis nach oben. Atmen Sie nun in der umgekehrten Reihenfolge aus: oben, Mitte, unten. Zehn Atemzüge wiederholen.

Meditieren und loslassen

Ein ruhiges Plätzchen und eine bequeme, aufrechte Körperhaltung. Dazu den Willen, sich selbst für ein paar Minuten freundlich zu beobachten, ohne sich zu bewerten, den eigenen Körper zu spüren und in dieser Zeit achtsam den

Atem wahrnehmen. Das ist alles, was man fürs Meditieren braucht. Meditation ist die Kunst, die Materie über den Geist zu beeinflussen. Sie hat ihren Ursprung in der buddhistischen Welt, wo ihr eine religiös-philosophische Bedeutung zukommt. Ihre Techniken sollen zur Selbst- und Bewusstseinsfindung dienen. Die tiefe Meditation ermöglicht dem Meditierenden das Gefühl der Zeitlosigkeit, das Bewusstsein ist vom übrigen Gedankenfluss abgekapselt. Vorgänge wie die Atmung, die sonst unbewusst sind, werden bewusster wahrgenommen und können positiv beeinflusst werden. Erwiesene Langzeiteffekte sind ein besserer Umgang mit Stress sowie weniger Angst. Die Struktur des Gehirns verändert sich und passt sich unserem neuen gelassenen, achtsamen Verhalten an. Unsere Nervenzellen werden umgebaut und alte Verhaltensmuster abgeschwächt. Und es gibt auch ganz unmittelbare körperliche Anzeichen für Entspannungsreaktionen wie einen gesenkten Blutdruck, reduzierte Herz- und Atemfrequenz oder eine verstärkte Durchblutung. Schlichtes Gehen oder Stillsitzen in einer Naturumgebung sind die einfachsten Formen der Meditation und gleichzeitig ein wirksames Gegenmittel gegen das Gedankenkarussell.

Die Prinzipien der Meditation – vom lateinischen Begriff für »nachsinnen, nachdenken« – sind:

- Atmung: Sich beruhigen und bewusst atmen.
- Fokus: Sich auf einen Gegenstand, ein Wort oder ein Mantra konzentrieren.
- Gedanken: Gedanken kommen und ziehen lassen.

Durch regelmäßige Meditation gehen Atem und Herz nachweislich langsamer. Der Blutdruck sinkt. Der Stoffwechsel beruhigt sich, und schädliche Stresseinflüsse werden reduziert. Sie können an Ihrem Lieblingsplatz zu Hause, am Schreibtisch oder auf einer Parkbank meditieren. Nehmen Sie sich morgens und abends 10 bis 20 Minuten Zeit dafür. Wählen Sie einen angenehmen »Anker« als Fokus für Ihre Aufmerksamkeit, zum Beispiel den Fluss Ihres Atems, einen Ton wie »ahhh« oder eine Vorstellung etwa von sanft anbrandenden Meereswellen. Das ist die Basis. Setzen Sie sich bequem hin mit geradem, aufrechten Rücken, nicht ganz angelehnt. Ein aufrechter Sitz fördert die geistige Ausrichtung. Nun konzentrieren Sie sich entspannt auf Ihren Anker. Und wenn andere Gedanken auftauchen, lassen Sie diese wie Blätter im Wind an sich vorbeiziehen und kehren Sie zu Ihrem Anker zurück. Meditation ist eine Möglichkeit der Entspannung, aber auch eine sehr gute Strategie, mit deren Hilfe man Gesundheit bewahrt und gleichzeitig den Geist in präziser Beobachtung, gesteigerter Konzentration und emotionaler Stabilität schult. Wer eine Meditationshilfe sucht, ist mit einer angeleiteten Meditation auf CD oder als App gut bedient.

Erholsamer Schlaf

Wie das Atmen, Essen, Trinken und Bewegen ist unser Schlaf ein lebensnotwendiges Vitalbedürfnis und nicht nur das Gegenteil von Wachsein. Er ist die Quelle unserer Lebenskraft, unser Kreativmotor und Gesundmacher. Nach einer guten

Nacht ist unser Stoffwechsel richtig getaktet, Herz, Kreislauf und Immunsystem sind geschützt. Und am nächsten Tag sind wir konzentriert und besser gelaunt. William Charles Dement, US-amerikanischer Pionier der Schlafforschung, behauptet sogar, dass 90 Prozent unserer Gesundheit vom Schlaf abhängig sind. Auf unsere Lebenszeit gerechnet, verschlafen wir ein Drittel davon. Während wir schlafen, sind unsere Mitochondrien besonders aktiv und entsorgen zum Beispiel den zellulären Müll unserer Gehirnzellen. Ein guter Grund, für erholsamen Schlaf zu sorgen, nicht wahr? Doch das ist gar nicht so einfach, denn jede Menge Faktoren behindern unsere nächtliche Regenerationsphase: zu wenig Bewegung und Entspannung tagsüber, eine unausgewogene, schlaffeindliche Ernährung, aber auch Licht und Lärm, Leistungs- und Zeitdruck. Im Job und in der Freizeit zollen wir unserer Nonstopp-Gesellschaft mit ständiger Aktivität Tribut, Einsparungen gehen nur noch beim Schlaf, dem kostbarsten Drittel unseres Tages.

Sieben Stunden »zzzzz«

Die meisten Erwachsenen bräuchten eigentlich sieben bis acht Stunden Schlaf, doch Studien zeigen, dass wir deutlich darunter liegen. Die Konsequenzen von chronisch schlechtem Schlaf sind unter anderem Gedächtnisschwäche, reduzierte Immunkräfte, Gewichtszunahme und ein erhöhtes Risiko, an Diabetes Typ 2 zu erkranken. Von den Konsequenzen für das Energieniveau ganz zu schweigen. Man hat Probleme beim Wachwerden und kann den Tag nur mithilfe von Koffein bewältigen. Auf der körperlichen Ebene ist ein erholsamer Nachtschlaf entscheidend für den guten Zustand unserer Mitochondrien. Ohne ihn steigt das Level von Blutzucker und Stresshormonen, was unseren Stoffwechsel verlangsamt und uns Energie entzieht.

Die Schlafqualität messen

Alle, die ganz genau wissen wollen, wie es um ihre Schlafqualität bestellt ist, machen Self-Tracking mit elektronischen Monitoring-Geräten. Das sind kleine technische Geräte wie Fitnessarmbänder, Uhren, die am Körper getragen werden, die alle Bewegungen des Trägers aufzeichnen, versenden und speichern und mit Computer und Smartphone für die Datenerfassung synchronisiert werden können. Bei manchen Geräten steht die Aufzeichnung gesundheitsrelevanter Daten wie Wegstrecke, verbrannte Kalorien, Anzahl an Schritten im Vordergrund, andere messen zusätzlich auch die Herzfrequenz und die Qualität des Schlafs. Mithilfe sogenannter tragbarer Wearables lässt sich das Schlafverhalten auswerten und analysieren, Schlafphasen oder -störungen werden festgestellt. Sie messen die Pulsfrequenz, beobachten den Schlaf oder wie sich die Reduktion von Alkohol und Kaffee auf den eigenen Schlaf auswirkt. Des Weiteren kann ein Sensor, der auf der Matratze befestigt wird, Herzschlag, Atmung oder Bewegungshäufigkeit messen und die Ergebnisse an das Smartphone weiterleiten. Die Umsetzung der Erkenntnisse soll dann zu einem optimierten Schlaf führen.

Schlafkiller Licht

Helligkeit ist ein Wachmacher. Ist es zu hell im Schlafzimmer, schaltet der Körper in den Wach-Modus um. Man schläft unruhiger und weniger tief. Gegen Lichteinfall von außen wie Straßenlaternen oder Autoscheinwerfer verdunkeln Sie die Fenster mit Jalousien, Rollläden oder Vorhängen. Licht hat einen entscheidenden Einfluss auf die Produktion des Schlafhormons Melatonin. Wer spät am Abend noch vor Handy, Tablet oder Laptop sitzt, hemmt durch die blauen Wellenlängen des LED-Lichts seine Melatoninproduktion. Muss dennoch spät am Computer gearbeitet werden, kann man mit dem kostenlosen Tool »Flux« den Blauanteil im Bildschirmlicht automatisch regulieren.

Sport vor dem Schlafen

Auspowern direkt vor dem Schlafengehen ist nicht empfehlenswert. Die Sportphase sollte drei bis vier Stunden vor dem Schlafengehen beendet sein. Ausgiebige Anstrengung kurze Zeit vor dem Zubettgehen bringt den Körper auf Hochtouren. Ausdauer- und Kraftsport aktivieren das sympathische Nervensystem, unser Stoffwechsel wird angeregt und der Puls beschleunigt. Stresshormone sorgen dafür, dass der Körper in den Modus Alarmbereitschaft gerät und die Chance, angenehm einzuschlafen, vertan ist. Bis das Nervensystem wieder beruhigt ist, können dann Stunden vergehen, und dies stört beim Einschlafen. Wie wäre es, wenn Sie stattdessen den Tag langsam mit einem kleinen Abendspaziergang ausklingen lassen? Der ist weniger aufreibend und verhilft zu einer erholsamen Nacht.

Schlummertrunk und Co.

Wer gut und tief schlafen will, verzichtet abends auf Wachmacher wie Nikotin, Kaffee und Alkohol und setzt auf die Kräfte beruhigender Nahrungsmittel. Versorgen Sie Ihren Körper doch einmal mit Tryptophan. Aus dieser Aminosäure baut der Organismus Serotonin, den Schlaf fördernden Botenstoff. Worin ist Tryptophan enthalten? Im berühmten Glas heißer Milch mit Honig, in Nüssen, Schokolade, Bananen oder in mageren, proteinreichen Gerichten wie Putenfleisch oder leichtem Fisch mit Gemüse.

Lecker und schlaffördernd

Bananen	… liefern die Mineralstoffe Magnesium und Kalium, die entspannend und schlaffördernd wirken. Sie sind auch eine Quelle von Vitamin B6, mit dessen Hilfe unser Körper das Schlaf fördernde Hormon Melatonin produziert. Eine reife Banane am Abend hilft, den Körper besser zu entspannen, und fördert den Schlaf.
Betonie	… seit dem Mittelalter im Rang eines Allheilmittels. Äußerlich angewandt als getrocknetes Kraut in einem Leinensack und ins Kopfkissen gesteckt bereitet sie einen guten Schlaf.
Kamille	… wirkt beruhigend und besonders gut gegen Schlafstörungen. Sie entspannt die Nerven und Muskeln, befreit von Albträumen und hilft gegen Angst und Depressionen. Bei Bedarf eine Tasse Kamillentee aufbrühen und in möglichst ruhiger Umgebung langsam trinken.

Lavendel	… EEG-Messungen zeigen, dass der besondere Duft von Lavandula angustifolia (Echter Lavendel) im Gehirn Alpha-Wellen auslöst, die für einen entspannten Zustand typisch sind. 2 bis 3 Tropfen ätherisches Öl aufs Kopfkissen geben oder für eine Tasse Lavendeltee 2 Teelöffel getrocknete Blüten auf 0,5 Liter Wasser bei 80° Celsius für 3,5 Minuten ziehen lassen.
Sauerkirschen	… sind eine natürliche Alternative zu Schlafmitteln. Ihr Gehalt an Melatonin ist beträchtlich. Im Körper steuert dieses Hormon den Tag-Nacht-Rhythmus. Laut Studien hilft eine Handvoll Sauerkirschen ein paar Stunden vor dem Zubettgehen, um besser zu schlafen. Anstelle frischer Kirschen eignen sich auch ungesüßte gefrorene oder getrocknete Kirschen.
Kopfsalat	… enthält einen opiatähnlichen Wirkstoff, das »Salat-Opium« Lactucarium. Dieser Stoff unterstützt das vegetative Nervensystem und schwächt erfolgreich Erregungszustände ab, mindert Stressauswirkungen und fördert einen erholsamen Schlaf. Dazu den Salat mit etwas Öl anmachen, weil das Lactucarium öllöslich ist. Noch besser wirkt der grüne Blattsalat als Schlummertrunk: drei bis vier Kopfsalatblätter mit 150 Millilitern heißer Milch und 1 Teelöffel Honig in einem Mixer pürieren. Warm etwa 30 Minuten vor dem Zubettgehen trinken.
Mandeln	… liefern Tryptophan und muskelentspannendes Magnesium, was für einen erholten Schlaf sehr wichtig ist. Mit ihrem hohen Proteingehalt stabilisieren sie den Blutzuckerspiegel während des Schlafs und helfen bei der Steuerung des Adrenalinspiegels, damit der Körper zur Ruhe kommt. Nur eine Handvoll ungerösteter Mandeln oder ein Esslöffel Mandelbutter können ein leckerer Abendsnack mit »einschläferndem« Effekt sein.
Thunfisch	… enthält ebenfalls Tryptophan. Er ist reich an Vitamin B6, das der Körper benötigt, um Melatonin und Serotonin selbst herzustellen. Ein niedriger Gehalt an Vitamin B6 ist häufig mit Schlafstörungen und Schlaflosigkeit verbunden.

Ganz entspannt einschlafen

Mit dieser kleinen Atemübung beruhigen Sie Ihren Geist und Ihr Nervensystem und sind bereit zum Einschlafen:

1. Legen Sie die Hände auf Ihren Bauch. Beim Einatmen spüren Sie, wie die Handflächen sich heben. Ausatmen und den Bauch weich werden lassen. Drei bis fünf Mal wiederholen.

2. Schieben Sie die linke Hand hoch auf den Brustkorb. Beim Einatmen zunächst den Bauch, dann den Brustkorb bis zur linken Hand mit Luft füllen. Drei bis fünf Mal wiederholen.

3. Nun beim Ein- und Ausatmen jeweils bis vier zählen. Drei Mal wiederholen. Dann beim Einatmen bis vier und beim Ausatmen bis sechs zählen. Drei Mal wiederholen. Nun beim Einatmen bis vier und beim Ausatmen bis acht zählen. Drei Mal wiederholen.

Eine weitere Alternative zum Schäfchenzählen ist ein heißes Bad. Kombiniert mit schneller Abkühlung imitiert es die Art und Weise, wie der Körper sich zum Schlafen bereit macht, und signalisiert dem Gehirn: »Es ist Schlafenszeit.« Verwöhnen Sie sich mit einem warmen Bad und dieser schlaffördernden Mischung ätherischer Öle: Mischen Sie in 20 Milliliter Sonnenblumenöl jeweils drei Tropfen Vetiver, echte Kamille und Mandarine, gut schütteln und in das Badewasser geben. Oder geben Sie einige Tropfen Lavendelöl und etwa 250 Gramm Bittersalz in die gefüllte Badewanne. Der Lavendel wirkt wie ein sanftes Beruhigungsmittel, und das magnesiumreiche Salz entspannt verkrampfte Muskulatur. Sind Sie tagsüber immer noch müde? Dann versuchen Sie es mit einem Nickerchen von 10 bis 15 Minuten. Mittagsschlaf wirkt sich positiv auf das Herz-Kreislauf-System aus und hält uns körperlich wie geistig fit.

Sport – Challenge für die Zellen

Die Dichte und die Gesundheit der Mitochondrien in unseren Organen und Muskeln spiegeln zu einem Gutteil unser aktuelles Gesundheits- und Fitnessniveau. Deshalb sollte jeder eine möglichst große Anzahl hochfunktionaler Mitochondrien in seinen Zellen anstreben. Welche Tricks gibt es noch neben Regeneration oder gutem Schlaf, um die eigenen Mitochondrien zu besserer Leistung anzuregen? Dazu muss man verstehen, wie sich der Körper an Stress anpasst. Bei Herausforderungen verändert sich unser Körper strukturell, um für künftige Anstrengungen bereit zu sein. Ein Beispiel: Sie heben Gewichte mit ein paar Sätzen von fünf Wiederholungen und machen dies regelmäßig, dann werden Ihre Muskeln wachsen, Ihre Knochen werden kräftiger, und das Bindegewebe wird sich stärken, damit es das schwere Gewicht packt. Strengen Sie den Körper an, gönnen Sie ihm eine kurze Erholung, und Sie werden stärker für das nächste Mal. So arbeitet unser Körper: Er wächst mit seinen Herausforderungen.

Bei unseren Mitochondrien verhält es sich nicht viel anders. Reichen deren momentanes Level und die Qualität für die gestellten Anforderungen nicht aus, dann produzieren wir eben Mitochondrien oder verbessern die Funktion und Leistungsfähigkeit der vorhandenen. Ergeben sich Umstände, die mehr oder bessere Mitochondrien erfordern, als wir gerade zur Verfügung haben, dann wird der Körper darauf reagieren. Wir produzieren neue Mitos oder optimieren die bestehenden – aber das geschieht nicht einfach so, genauso wenig, wie wir fettfreie Muskelmasse durch Herumsitzen bilden. Dazu müssen wir unserem Körper schon einen guten Grund geben. Wir brauchen eine Challenge für unsere Zellen!

Mehr Mitos durch Biogenese

Mitochondrien werden nicht neu gebildet, sondern sie vermehren sich nur durch Teilung: Durch Wachstum und Sprossung passt sich die Anzahl der Mitochondrien dem Energiebedarf der Zelle an. Dadurch wird die Energie freigesetzt, die der Körper für seine zu erbringenden Leistungen benötigt. Die sogenannte Biogenese der Mitochondrien steht für diesen Replikationsvorgang der Mitochondrien in einer Zelle, mit dem Ziel, mehr von unserem biochemischen Treibstoff ATP zu produzieren. Kurz gesagt: Mehr Mitochondrien = mehr ATP-Produktion unter Höchstbelastungsbedingungen. Die Regel »use it or lose it« (was wir nicht benutzen, verlieren wir) bedeutet im Umkehrschluss für unsere Muskel-Mitos: Chronischer Nichtgebrauch, sitzende Tätigkeit und Altern führen unabhängig voneinander zum Rückgang.

Beim Sport geht es um die permanente Produktion großer Mengen von Zellenergie, damit wir schwere Gewichte heben, sehr schnell laufen beziehungsweise sehr weit mit weniger Tempo oder höher springen können. Zum Glück. Wieso? Lässt sich die ATP-Produktion verbessern, bedeutet das zwar nicht das ewige Leben, es bedeutet aber besseren Zellstoffwechsel, schnellere Wundheilung, schnellere Regeneration, mehr Leistung. Die Menge der Mitochondrien kann dem Energiebedarf der Zelle angepasst werden, so erklärt sich auch der Effekt bei regelmäßiger sportlicher Betätigung. Wer jung bleiben will, sollte also seine Mini-Kraftwerke trainieren und die Zahl seiner Mitochondrien erhöhen, zum Beispiel durch Bewegung wie Laufen, Spazierengehen, Schwimmen oder Radfahren. Denn wenn zu wenig ATP produziert wird, verschlechtert sich der Stoffwechsel bis zum Zelltod. Und stirbt die Zelle, altern wir. Wenn wir dagegen trainieren, generieren die Muskelzellen AMP (Adenosinmonophosphat), und die Anhäufung von AMP über einen gewissen Zeitraum aktiviert die erhöhte ATP-Produktion. In der Ruhephase, die der sportlichen Anstrengung unmittelbar folgt, werden vermehrt Mitochondrien produziert. Und jetzt für Nichtbiologen: Auf eine große Nachfrage nach ATP reagieren die Muskelzellen mit Überkompensation und geben das Startsignal zur Biogenese der Mitochondrien schon während der Ruhephase. Damit sind die Mitochondrien in der Lage, mehr Sauerstoff, Kohlenhydrate und Fettsäuren zu verbrauchen, unseren Kraftstoff für die ATP-Produktion. Diese hervorragende Eigenschaft der Muskeln, Sport-»Stress« zu kompensieren, führt bei regelmäßigem Training zur Zunahme von Kraft, Ausdauer, Widerstandsfähigkeit gegen Ermüdung und zu einem neuen Fitnesslevel für den ganzen Körper.

Aerobes Training

Während also die zerlegten Nahrungsmoleküle wie Kohlenhydrate, Eiweiße und Fett in der Zelle mit dem Sauerstoff aus der Atemluft oxidieren, stellen die Mitochondrien nutzbare Energie in Form von ATP-Molekülen her. Je höher die Ansprüche der körperlichen Leistung, desto mehr Energie wird benötigt. In den Mitochondrien findet nur die aerobe Energiebereitstellung statt, das ist die Energiebereitstellung unter ausreichender Sauerstoffzufuhr. Da sich die meisten Ausdauersportarten während des überwiegenden Teils der Belastung im aeroben Bereich bewegen, ist es durchaus sinnvoll, mit ihrer Hilfe eine Vergrößerung der Mitochondrien-Masse anzustreben. Aerober Bereich bedeutet, dass genügend Sauerstoff zur Verfügung steht und man sich noch unterhalten kann, bei anaerob wäre man schon außer Puste.

Bereits in den Sechziger- und Siebzigerjahren konnten Forscher wie der Mediziner John O. Holloszy nachweisen, dass zum Beispiel in der Skelettmuskulatur die Größe und Zahl der Mitochondrien ansteigt, nachdem unter aeroben dynamischen Ausdauerbelastungen trainiert wurde. Bei Marathonläufern fand man im Skelettmuskel einen zwei- bis dreifach erhöhten Gehalt an Mitochondrien. Bei den Muskelzellen handelt es sich dabei um die Energie, die für die Kontraktionen erforderlich ist. Beim aeroben Training wird der Körper während einer sportlichen Betätigung mit mindestens so viel Sauerstoff versorgt, wie er verbraucht.

Verschiedene Ausdauermethoden

Ist das eigentlich etwas für mich? Kann ich das auch machen? Mit aeroben Trainingsmethoden werden die Fähigkeiten des Körpers, Leistung über einen längeren Zeitraum erbringen zu können, erhöht. Regelmäßiges Ausdauertraining nach dem Motto »langsam, dafür länger« steigert sogar bei »Wellnessjoggern« den Anteil der Mitochondrien in einer Zelle, durchflutet die Zellen mit mehr Sauerstoff und trainiert den Fettstoffwechsel. Für Anfänger und Fortgeschrittene gibt es viele Auswahlmöglichkeiten. Für drinnen beispielsweise Gerätetraining, Spinning, Fitnesskurse, Wassersport oder für draußen Jogging, Walking/Nordic Walking, Radfahren, Inlineskating/Nordic-Cross-Skating. Angst vor Spaziergängen oder leichten Joggingläufen bei Schmuddelwetter braucht man nicht zu haben – von diesen stärkenden Maßnahmen profitieren der ganze Körper und das Immunsystem.

Das optimale Mitos-Training

Studien zeigen, dass die Auswirkung von aerobem Ausdauertraining, Krafttraining oder hochintensivem Intervalltraining, High Intensity Interval Training (HIIT), in Bezug auf das Ausmaß der Biogenese zwar ähnlich, jedoch nicht gleich ist. Die Mitos verwenden Kohlenhydrate (Glukose) und Fette für die Bildung von ATP. Bei der Verbrennung von Glukose entstehen aber mehr freie Radikale als bei der Verbrennung von Fett, die Mitos altern durch diese Art der Energiegewinnung schneller. Eine Gegenmaßnahme: Bei regelmäßigem Ausdauersport baut der Körper Muskelmasse auf, und speziell in den Muskelzellen mit ihrem hohen Energieverbrauch befinden sich besonders viele Mitochondrien. Durch das Training vergrößern sich diese Mini-Kraftwerke und können immer mehr Fettsäuren verbrennen beziehungsweise Energie bereitstellen. Vom aeroben Ausdauertraining weiß man, dass es sowohl zu einem starken Anstieg an Muskel-Mitochondrien führt wie auch, dass es die Fähigkeit besitzt, Glukose als Brennstoff zu oxidieren. Ausdauersportarten wie Jogging, Laufen, Radfahren und Langlauf zeigen eine erhebliche Verbesserung der Sauerstoffaufnahme und -verarbeitung, Kraftausdauer und Ermüdungsbeständigkeit an: Dies wird möglich durch die Biogenese der Mitos auf Zellebene. Krafttraining kann das Startsignal für die Biogenese noch verstärken. Eine Kombination von Ausdauer- mit Kraftsport stockt die Biogenese im Vergleich zu jeder einzelnen Sportart weiter auf. Das HIIT ist eine Trainingsmethode, die aus Intervallen kurzer, aber intensiver Übungen besteht, bei denen man Vollgas gibt, und die von weniger intensiven Übungseinheiten oder Trainingspausen unterbrochen werden. Puls und Atmung werden zunächst nach oben getrieben und anschließend durch sehr langsames Tempo wieder normalisiert. Aufgrund seiner Intensität ist HIIT für Sporteinsteiger eher ungeeignet. Um keine unnötigen Risiken einzugehen, raten Fachleute vor dem Intervalltraining auf jeden Fall zum individuellen Gesundheitscheck, damit die muskulären, orthopädischen und kardiologischen Voraussetzungen stimmen.

So funktioniert HIIT

Das hochintensive Intervalltraining überzeugt als eine effiziente Möglichkeit, mit der man schnell Fett abbaut und seine Ausdauer erhöht. Wer seine allgemeine Form und seine Mitochondrien steigern möchte, die Muskulatur straffen und das Aussehen verbessern will, liegt mit HIIT richtig. Der eindeutige Vorteil dieser Methode sind ihre verblüffend kurzen, aber hochgradig anstrengenden Einheiten. HIIT stellt für den Körper eine große Herausforderung dar, weshalb man es langsam angehen lassen sollte, um sich allmählich zu steigern. Ein HIIT-Work-out umfasst 20 bis 30 Minuten, dreimal die Woche. Es soll die doppelte Fettverbrennung ermöglichen, wie man sie sonst in 30- bis 60-minütigen Aerobic-Übungen erreicht. Und es steigert den Grundumsatz, die Energiemenge, die wir ganz in Ruhe verbrauchen. Das sogenannte Wingate-Protokoll, das von Wissenschaftlern als Grundlage für Leistungstests eingesetzt wird, beschreibt auch einen Übungsplan für ein HIIT-Work-out. Das Warm-up bereitet auf das anstehende Training vor, zum Beispiel als ein fünfminütiges leichtes Einlaufen. Dadurch werden Muskeln, Bänder und Sehnen elastischer, die Schlagzahl des Herzens und die Körpertemperatur steigen, die Durchblutung wird angeregt. Dann wechseln 30 Sekunden andauernde Vollsprints auf einem Ergometer mit Ruhepausen von ein bis zwei Minuten. Aber es gibt auch zeitliche Variationen mit 24 Sekunden Belastung und 36 Sekunden Erholung. Mit vier bis sechs Durchgängen endet das Training nach rund 20 Minuten. Die Abkühlphase, das Cool-down am Ende des Trainings, normalisiert den auf Hochtouren laufenden Stoffwechsel, die hohe

Atem- und Herzfrequenz und die erhöhte Körpertemperatur. Mit einem leichten Auslockern der beanspruchten Muskeln und dem Dehnen aller großen Muskelgruppen regen Sie die Durchblutung an und lösen Verspannungen. Beim HIIT gibt es diverse Vorgehensweisen und Trainingspläne, die sich in Bezug auf die Dauer der Intervalle oder die Intensität unterscheiden. Hier werden neben der Wingate-Methode besonders die Trainingspläne der Tabata-Methode, des Turbulence-Trainings und der Little-Methode umgesetzt.

Der Mitos-Booster

Kalorienrestriktion, Fasten, ein umfassendes Mikronährstoffkonzept: Das sind drei Wege, um Mitos zu optimieren und ihre Lebensdauer zu erhöhen.

Die richtige Ernährung

»Die rechte Ernährung und Lebensweise vermag Großes: Bei allen Kranken, dass sie gesund werden, bei den Gesunden, dass ihre Gesundheit erhalten bleibt« ist ein Gedanke aus der Vorzeit der Ernährungswissenschaft und stammt von Hippokrates, dem berühmten Begründer der Heilkunde. Und wie im Altertum gilt noch heute: Läuft alles optimal, strotzen wir vor Energie. Sind unsere Mitochondrien unterversorgt, spüren wir Müdigkeit, Schlappheit, Trägheit und Antriebsarmut. Denn wenn Zellen energetisch schlecht versorgt sind, produzieren sie immer weniger Energie aus den Mitochondrien, und man führt ein Leben auf »Reserve«. Mit der richtigen Nahrung hingegen wie viel Fisch, Geflügel, Fleisch, Salat, hochwertigen pflanzlichen Ölen, mehr Gemüse als Obst erhalten die Mitochondrien ihr Kraftfutter, zum Beispiel die wertvollen Omega-3-Fettsäuren oder die wirkungsvolle Alpha-Liponsäure, sie können dann richtig gut arbeiten.

Iss gut für deine Mitos

Einer der Hauptgründe für den sich verschlechternden Zustand unserer Mitos ist, dass wir zu wenig gesunde, aber zu viele minderwertige Lebensmittel zu uns nehmen, die mit einem hohen Fruktosegehalt, mit Zusätzen wie Mono-Natriumglutamat (MNG) und künstlichen Süßstoffen wie Aspartam belastet sind. Die leeren Kalorien aus Zucker, Mehl und anderen verarbeiteten Lebensmitteln zwingen unsere Mitos dazu, sich durch eine Menge »Müll« zu fressen und dabei freie Radikale und Entzündungen zu produzieren, bevor sie überhaupt die dringend benötigten Nährstoffe herausfiltern können. Die glykämische Belastung durch derartige Lebensmittel – ganz zu schweigen von ihren Transfetten, chemischen Inhaltsstoffen und anderen entzündungsfördernden Faktoren – verschlimmert die Schädigung unserer Mitos zusätzlich. Obwohl diverse Punkte unseres Lebensstils zur Mitochondrien-Gesundheit beitragen, ist das Beste und Einfachste, was wir tun können, ausgewogen und vollwertig zu essen.

Alles Energie

Zwischen zuckersüßen Frühstückszerealien und weichen Weißbrötchen entwickelt sich das Frühstück zu einer echten Zero-Nährstoff-Zone: Ein derart unzulängliches Frühstück ist der Garant für einen unbefriedigenden Tag. Unsere Mitochondrien sind von den Nährstoffen in vollwertigen, gesunden Lebensmitteln abhängig – sie sind der Kraftstoff für unseren Körper. Ist der Tank halb leer oder nur mit schlechtem Sprit gefüllt, leidet unser Energieniveau. Also her mit dem Protein im Vollwert-Frühstück. Damit normalisiert sich unser Blutzuckerspiegel, und der Körper bekommt den Treibstoff, wie er ihn früh am Morgen braucht. Wer tagsüber gesunde Snacks futtert wie Nüsse, Früchte oder ungesüßten Joghurt, tankt Energie. Die Qualität und die Anzahl der Mahlzeiten, drei bis vier über den Tag verteilt, sind Schlüsselfaktoren für die richtige »Verwaltung« von Energie. Industriell verarbeitete Lebensmittel enthalten meist raffinierte Kohlenhydrate, die uns in eine Energie-Achterbahn bringen. Stattdessen sollten wir vollwertige Nahrungsmittel wählen wie Gemüse, Vollkorn, Bohnen, Eier, mageren Fisch und Geflügel. Nahrung, die viele Antioxidantien und andere pflanzliche Nährstoffe enthält, zum Beispiel Beeren, grüner Tee und Kakao, sorgt über die Mitos für einen Energieschub.

Die Basis der ketogenen Diät

Die ketogene Diät ist eine fettreiche und extrem kohlenhydratreduzierte Ernährung. Sie wurde Anfang der Zwanzigerjahre ursprünglich zur Therapie medikamentös schwer einstellbarer Epilepsie in der Kinderheilkunde entwickelt. Durch den Verzicht auf Getreide, Obst und Gemüse hat der Körper keine »schnellen« Energiequellen zur Verfügung und wird gezwungen, die benötigte Energie aus den Fettreserven zu ziehen und nicht aus Kohlenhydraten. Werden Fettdepots zur Energiegewinnung abgebaut, nennt man diesen Vorgang Ketose. Laut der Deutschen Gesellschaft für Ernährung (DGE) sind Kohlenhydrate die quantitativ wichtigste Energiequelle für den Menschen. Nach heutigem Wissen sind komplexe

Kohlenhydrate aus stärkehaltigen und ballaststoffreichen Lebensmitteln optimal, wie Getreide, Getreideerzeugnisse, möglichst aus Vollkorn, Gemüse, Obst, Hülsenfrüchte und Kartoffeln. Die DGE empfiehlt gesunden Erwachsenen, mindestens die Hälfte ihrer täglichen Energiezufuhr in Form von Kohlenhydraten aufzunehmen: Frauen rund 230 Gramm, Männer rund 300 Gramm. Bei der ketogenen Diät jedoch nimmt man nur maximal 30 Gramm Kohlenhydrate pro Tag auf, das entspricht etwa 40 Gramm Nudeln, um in den Zustand der Ketose zu kommen. Die tägliche Kalorienmenge sollte sich aus 70 Prozent Fett und 30 Prozent Eiweiß und Kohlenhydrate, davon mehr Eiweiß, zusammensetzen. Dies wären vier Gramm Fett auf eineinhalb Gramm Eiweiß und ein halbes Gramm Kohlenhydrate. Als Fettlieferant eignen sich hochwertiges Fett zum Beispiel aus Pflanzenölen wie Rapsöl, Olivenöl und Kokosöl, fette Nüsse wie Macadamia, Avocado, Vollfettprodukte wie Sahne.

Der Kalorienbedarf

Wer weiß, wie viele Kalorien sein Körper ungefähr an einem normalen Tag verbraucht, entwickelt ein Gefühl dafür, wie viel er über den Tag verteilt essen kann. Nur wenn man weniger Kalorien zu sich nimmt, als der eigentliche Kalorienbedarf ist, kann die ketogene Diät funktionieren. Der Kalorienbedarf ist das Produkt aus Grundumsatz mal Aktivitätslevel.

Den Kalorienbedarf errechnen

1. Man stellt zunächst seinen Grundumsatz annähernd fest. Laut der Deutschen Gesellschaft für Ernährungsmedizin (DGEM) fließen in die »Harris-Benedict-Formel«, die vor fast 100 Jahren veröffentlicht wurde und bis heute eine der gebräuchlichsten Berechnungsmethoden ist, Alter, Größe, Gewicht und Geschlecht ein.

   - Männer = 66,5 + 13,7 x Gewicht (kg) + 5,0 x Länge (cm) – 6,8 x Alter (Jahre)

   - Frauen = 65,5 + 9,6 x Gewicht (kg) + 1,8 x Länge (cm) – 4,7 x Alter (Jahre)

2. Im nächsten Schritt bestimmt man sein körperliches Aktivitätslevel.

   Inaktiv: wenig – gar keine Bewegung = 1,2

   Wenig aktiv: wenig Bewegung, ca. 1–2 Tage pro Woche = 1,375

   Moderat aktiv: mäßige Bewegung, ca. 3–5 Tage pro Woche = 1,55

   Sehr aktiv: intensive Bewegung, ca. 6–7 Tage pro Woche = 1,725

   Extrem aktiv: sehr hartes Training und körperlich fordernde Tätigkeit, ca. 7 Tage pro Woche = 1,9

3. Im dritten Schritt wird der Grundumsatz mit dem Faktor, der den Grad der körperlichen Aktivität angibt, multipliziert. Der errechnete Kalorienbedarf entspricht der Tagesmenge, die man zu sich nehmen kann, während man sein aktuelles Gewicht hält: Grundumsatz x Aktivitätslevel = Kalorienbedarf.

Die Ketose

Im Hungerzustand der Ketose werden aus dem Fettgewebe vermehrt Fettsäuren mobilisiert, welche die Leber zu den sogenannten Ketonkörpern aufspaltet. Werden nun die Mitos von Ketonkörpern befeuert anstelle von Glukose, soll sich ihre Fähigkeit zur ATP-Produktion steigern, die Anzahl von Nebenprodukten wie freie Radikale wird reduziert, und die Energielevels sollen sich auf eine stabile, lang brennende, effiziente und dauerhafte Art erhöhen. Die ketogene Diät gilt daher als Geheimtipp unter Sportlern, denn durch die Bildung zusätzlicher Kraftzellen kann sie dabei helfen, die Leistung zu steigern. Als dauerhafte Ernährungsumstellung eignet sich diese extreme Form der Diät aber nicht. Wie kann man wirksam feststellen, ob man sich in der Ketose befindet? Mithilfe von Teststreifen lässt sich die Konzentration von Ketonkörpern im Urin messen. Dabei verändern die Testfelder entsprechend der im Urin vorliegenden Menge von Ketonkörpern ihre Farbe, und man kann die Werte anhand der Farbtabelle innerhalb von wenigen Sekunden ablesen. Leichte Nebenwirkungen einer Ketose sind anfangs möglicherweise Kopfschmerzen, Müdigkeit oder Schwäche. Wenn Sie das Essen etwas stärker salzen, lindert das die Symptome ein wenig.

Ein Mini-Keto-Diätplan

1. Butter-Matcha zum Frühstück. Geht so: Ein bis zwei Esslöffel gute Weidebutter und nach Belieben ein bis zwei Teelöffel natives Kokosöl in einen Mixbecher geben. 20 Milliliter heißes Wasser dazugeben, um das Fett zu schmelzen. Ein bis zwei Gramm Matcha-Pulver und 80 Milliliter heißes Wasser zugeben, schaumig rühren.

2. Zwei bis drei größere Mahlzeiten am Tag aus höchstens 30 Gramm Kohlenhydrate und einer Nährstoffaufteilung von 30 Prozent Proteinaufnahme und 70 Prozent Fett. Beispielsweise Fisch oder Steak mit Gemüse und einem Salat mit Olivenöl.

3. Auf Brot, Kartoffeln, Nudeln, Reis und ähnliche Produkte wird verzichtet.

4. Viel trinken, zum Beispiel natürliches Wasser mit einem hohen pH-Wert und viel Hydrogencarbonat.

5. Pro Woche ein Ladetag. Jetzt darf so viel gegessen werden, wie man möchte, auch was man möchte: statt Fett wieder eine hohe Anzahl Kohlenhydrate.

6. Sport ist notwendig und erlaubt.

Das Prinzip Paleo

Paleo-Diät und ketogene Diät liegen nicht sehr weit auseinander. Beide haben einen relativ hohen Fettanteil in der Nahrung, einen geringen Kohlenhydratkonsum und den kompletten Verzicht auf Kristallzucker, Getreide und Getreideprodukte gemeinsam. Die Ernährungsformen unterscheiden sich bezüglich Obst, stärkehaltigen Gemüsesorten und Milchprodukten. Eine konsequente Paleo-Diät bedeutet Verzicht auf Molkereierzeugnisse, Weizen, Soja, Zucker, Hülsenfrüchte, Samen, Nüsse, Stärke, Zucker oder Koffein. Paleo-Anhänger essen viel Gemüse und kleinere Mengen hochwertiges Eiweiß wie Fisch aus Wildfang, Bio-Eier, Weiderind und Freilandhühner. Außerdem werden zuckerarme Früchte wie Blaubeeren und wenige Nüsse verzehrt. Es kommen nur frische, industriell nicht vorverarbeitete Lebensmittel selbst gekocht auf den Tisch. Wer damit also weniger Kohlenhydrate isst, produziert mehr Mitochondrien. Die Zusammensetzung der Nahrungsmittel orientiert sich an den »paläolithischen Vorgaben« unserer Steinzeitvorfahren – der Jäger und Sammler im Paläolithikum von 2,5 Millionen bis 8000 Jahren vor Christus – mit durchschnittlich etwa 41 Prozent Kohlenhydraten, 37 Prozent Protein und 22 Prozent Fett. Bevorzugte Quellen sollten Gemüse, Salat, Früchte, Nüsse und Pilze (insgesamt zwei Drittel) sowie Fleisch, Fisch, Meeresfrüchte (insgesamt etwa ein Drittel) sein. Auf die heute für mitteleuropäische Küchen eher ungewohnten Insekten, Schlangen und Weichtiere wird gern verzichtet. Der Effekt: Eine idealtypische Paleo-Mahlzeit besteht zum größten Teil aus Gemüse, aus einer Proteinquelle wie einer Portion Fleisch, Fisch oder Ei, sowie ausreichend Fett und etwas Obst.

Vitalkost und wilde Zellnahrung

Die Mitochondrien sind, wie wir nun wissen, der Hauptumschlagplatz für unseren Stoffwechsel. Bei Vitalstoffmangel in den Mitos springt das Notprogramm an. Unserem Körper fehlt die Energie, Organfunktionen sind auf Sparflamme gesetzt. Wir spüren dies an Müdigkeit oder Antriebsschwäche. Da wäre es doch einen Versuch wert, die Mitochondrien mithilfe organischer Spurenelemente, Phyto-Nährstoffen, Enzymen und Chlorophyll, dem pflanzlichen Blattgrün, wieder auf Vordermann zu bringen. Vielleicht haben Sie einen Entsafter, dann mischen Sie sich damit jetzt einen wertvollen Vitalsaft und zaubern mehr Power für die Mitos. Einfach viel Gemüse wie Möhren, Kohlrabi, rote Beete mit ein paar Äpfeln oder anderem Obst entsaften und ein bis zwei Esslöffel Leinöl, Kern- oder Distelöl zufügen. Eine volle, sättigende Mahlzeit, die den Mitochondrien sogleich neue Energie verpasst.

Als »Wildkräuter« bezeichnet man Pflanzen, die nicht vom Menschen kultiviert werden. Wildkräuter haben mit Abstand die höchste Vitalstoffdichte und sind ideale Lieferanten für Vitamine, Mineralien, Spurenelemente, Enzyme und unzählige bioaktive Pflanzenstoffe und lassen das Kulturgemüse weit hinter sich. Bei der Verarbeitung von Wildkräutern im Entsafter sollten Sie zunächst mit kleinen Mengen starten und die Dosis langsam erhöhen, dann kann sich Ihr Körper daran gewöhnen. Starten Sie beispielsweise mit grünen Smoothies in einem Mischungsverhältnis 60:40, also 60 Prozent Obst plus 40 Prozent Wildkräuter, danach ist das Mischungsverhältnis 50:50.

Brennnessel, Löwenzahn und Giersch

Dieses Trio gilt als absoluter Spitzenreiter unter den Wildkräutern hinsichtlich der gesundheitsfördernden Wirkung.

Der kraftvolle Grünling Brennnessel (Urtica dioica) wächst in der Natur auf Waldlichtungen und an Gebüschrändern. Vor allem die jungen Blätter und Triebspitzen sind für köstliche Gerichte geeignet. März und April lassen sich die jungen Sprossen ernten. Von Mai bis Juli haben die Blätter der etwa 20 Zentimeter hohen Pflanzen ein besonders fein säuerliches Aroma. Beim Pflücken der Brennnesselblätter am besten Einmalhandschuhe tragen.

Bevor der robuste und kraftstrotzende Löwenzahn (Taraxacum officinale) zur Pusteblume wird, kann man seine Blätter, Knospen und Blüten essen. Der Unverwüstliche wächst unter anderem auf Wiesen und an Wegrändern. Der wilde Löwenzahn schmeckt leicht nussig und hat ein zartbitteres Aroma. Am besten werden nur die Blätter von jungen Pflanzen geerntet, die noch keine Blütenknospen angesetzt haben. Die Blätter möglichst rasch in ein bis zwei Tagen verwenden, denn ein Aufbewahren bekommt ihrem Aroma nicht. Sammelzeit für die Blätter ist von März bis Mai, für die Blütenköpfe von April bis Mai.

Wer die jungen, noch leicht gekräuselten Blättchen des Gierschs (Aegopodium podagraria) an Waldrändern, Uferböschungen oder im Garten sammelt, wird einen wunderbaren Geschmack wie aus Petersilie, Sellerie und Möhre entdecken. Die knackigen Blätter, die man von April bis Juli sammelt, passen roh in einen Salat und eignen sich zusammen mit anderen Wildkräutern für warme Zubereitungen. Weitere Top-Wildkräuter sind Spitzwegerich, Weißer Gänsefuß, Vogelmiere, Bärlauch, Ackerschachtelhalm, Brombeerblätter und Schafgarbe.

Entlastende Fermentationssäfte

Wenn unsere Energiekraftwerke, die Mitochondrien, bedingt durch Stress, toxische Umweltbelastungen oder eine nährstoffarme Ernährungsweise mit industriell hergestellten Nahrungsmitteln nur auf Sparflamme brennen, kann einer helfen: der Darm. Mit nützlichen, lebenden Bakterien wie Probiotika lässt sich das Darmmilieu ins Gleichgewicht bringen. Dies hilft der Leber beim Entgiften und setzt Kapazitäten für den Energiestoffwechsel frei. Die Funktion der Mitochondrien wird wieder angekurbelt. Milchsauer vergorene Fermentationssäfte wie Kefir, Kombucha und Kwass bescheren »guten« Darmbakterien Nahrung dank ihrer ausreichenden Dosis an Milchsäure. Rechtsdrehende Milchsäure soll besonders gesund sein, da sie leichter verstoffwechselt wird.

- Brottrunk wird aus den Grundzutaten Wasser und Vollkornbrot hergestellt.
- Kefir ist ein eher dickflüssiges, kohlensäure- und leicht alkoholhaltiges Milchgetränk und als Sauermilchprodukt besonders leicht verdaulich.
- Kombucha wird mit dem Tee- oder Kombuchapilz hergestellt, einer gallertartigen Masse, die ein Gemisch verschiedener Bakterien und Hefen enthält. Diese vergären gezuckerten Tee zu einem mostartigen, kohlensäurehaltigen Getränk.
- Kwass ist ein milchsaures russisches Volksgetränk aus Mehl oder zerkleinertem Brot, mit heißem Wasser ver-

rührt, dem Malz oder Zucker, Pfefferminzblätter oder Rosinen zugesetzt werden.

- Rejuvelac ist ein fermentiertes Getränk aus angesetztem Vollkorn- oder Pseudogetreide mit Wasser.

Erfolgsstrategie Fasten

»Jeder kann zaubern, jeder kann seine Ziele erreichen, wenn er denken kann, wenn er warten kann, wenn er fasten kann«, schrieb Hermann Hesse in seinem Roman *Siddhartha* und brachte damit das Wesen des Fastens auf den Punkt. Seit Jahrtausenden ist das Fasten Tradition. Schon immer haben Menschen gefastet und dabei eine bestimmte Zeit lang auf Genuss- oder Nahrungsmittel verzichtet. Sei es aus religiösen oder spirituellen Gründen, weil Ernten schlecht ausfielen, Kriege wüteten oder man ohne Beute von der Jagd zurückkehrte. Unser Stoffwechsel kommt mit diesen mageren Zeiten gut zurecht. Heute versucht man in unserer westlichen Welt, mithilfe des Fastens entweder sein körperliches Wohlbefinden zu steigern oder ein paar Kilos abzunehmen. Man könnte das Fasten auch mit einer Nulldiät gleichsetzen, die für den Körper eine Extremsituation ist: Vitamine, Mineralstoffe und essentielle Fettsäuren werden ihm entzogen. Der Wasser-Elektrolyt-Haushalt verändert sich. Man sollte Urlaub nehmen oder eine Atmosphäre schaffen, in der man den Alltag hinter sich lässt, das erleichtert die Umstellung und vertieft das Fasten als Erlebnis. Für Gesunde ist das Fasten unbedenklich, alle anderen sollten den Hausarzt einbeziehen.

Recycling in der Zelle

Wir brauchen gesunde Mitochondrien, denn sie sind für das Aufrechterhalten von Stoffwechselprozessen lebenswichtig. Nehmen wir das Beispiel Zelle. Zwar sind die Zellen winzige Gebilde – man müsste 50 bis 100 von ihnen hintereinanderlegen, damit sie einen Punkt mit einem Durchmesser von etwa einem Millimeter ergeben, der für das menschliche Auge sichtbar wäre –, doch so klein die Zellen sind, so komplex ist ihr Innenleben. Die Mitos spielen für die Kommunikation innerhalb der Zelle eine entscheidende Rolle. Und neben anderen Aufgaben regulieren sie den Abtransport von Zellmüll oder führen zur Apoptose, dem »Selbstmord« der Zelle. Sollen hingegen schlecht funktionierende Mitochondrien entsorgt werden, kommt Autophagie zum Einsatz. Sie ist eine Art Selbstheilung unseres Körpers und wird beim Fasten aktiviert. Einzelne beschädigte Zellbausteine werden abgebaut, zerlegt und wiederverwertet oder als Brennstoff benutzt. Forschungen bringen den Verlust dieser »mitochondrialen Autophagie«, also der Fähigkeit der Mitochondrien, unerwünschte Abfallstoffe zu entfernen, mit einem erhöhten Risiko von Krebs, Parkinson, Morbus Huntington, Alzheimer und Immunschwäche in Verbindung. Während der nahrungsfreien Zeit stellt der Körper auf die innere Ernährung um und führt dann sein Recyclingprogramm durch, bei dem in den Zellen altes und beschädigtes Material »gefressen« wird. Gleichzeitig wird ein bestimmtes Coenzym regeneriert – das Nicotinamidadenindinukleotid (NAD) –, das die Funktion und Aktivität der Mitochondrien verbessert. Beim zeitweiligen Fasten nutzen sich die Mitochondrien zudem weniger schnell ab.

Die Strategie Heilfasten

Die Methode des Heilfastens reicht bis in die Antike zurück. Der griechische Arzt Hippokrates empfahl das Weglassen von Nahrung, um »den inneren Arzt wirken zu lassen«. Heilfasten ist nicht gleich Hungern oder eine Diät zur Gewichtsreduktion. Es handelt sich um den bewussten Verzicht auf belastende Nahrungsmittel für eine begrenzte Zeit. Dadurch erhält der Körper mehr Energie für gesundheitsfördernde Entschlackungs-, Entgiftungs- und Selbstheilungsprozesse, die wiederum positiv auf den gesamten Organismus wirken. Die rund 35 Prozent unseres Energiehaushalts, die wir für das Verarbeiten der täglichen Nahrung verbrauchen, können nun eingespart werden. Wir spüren das unmittelbar: Unser Körper hat mehr Energie zur Verfügung, die Leistungsbereitschaft steigt, und chronische Erkrankungen werden gelindert. In den ersten 24 Fasten-Stunden geht der Körper an seine eingelagerten Glykogenreserven in Muskeln und Leber, das sind leicht in Energie umwandelbare Kohlenhydrate. Danach verbraucht er die Eiweißreserven und dann die Fettdepots. Wer zum ersten Mal fastet, sollte sich für eine Fastenwoche entscheiden. Sie dauert acht Tage und umfasst einen Entlastungstag, fünf Fastentage und zwei Aufbautage. Als Fastenmethoden haben sich vor allem das Fasten nach Hildegard von Bingen und das Heilfasten von Otto Buchinger durchgesetzt. Das Fasten nach Hildegard, der berühmten universalgelehrten Benediktinerin aus dem 12. Jahrhundert, ist eine sanfte, schonende und entgiftende Heilanwendung, bei der ausreichend Ruhe und die Wendung nach innen und zu Gott großes Gewicht haben. Das Buchinger-Heilfasten geht auf Dr. med. Otto Buchinger zurück, der 1919 durch Fasten sein schweres Gelenkrheuma heilte und den Begriff »Heilfasten« prägte. Seine Methode ist eine niederkalorische Trinkdiät mit rund 2,5 bis 3 Litern Flüssigkeit pro Tag. Durch Säfte und Brühen werden dem Körper täglich etwa 250 Kilokalorien zugeführt. Der Fokus liegt dabei auf der Entschlackung.

Nach Hildegard von Bingen

Das Hildegard-Heilfasten zur allgemeinen Steigerung des Wohlbefindens dauert gewöhnlich sechs bis zwölf Tage. Drei Tage vor der Fastenkur beginnt man mit den Entlastungstagen: Man trinkt als Tagesgetränk zwei bis drei Liter Fencheltee, verzichtet auf tierisches Eiweiß und nimmt nur eine leichte, rein pflanzliche Kost zu sich. Man beginnt am ersten Fastentag, dem Abführtag, mit der aktiven Darmreinigung. Während dieses Prozesses schaltet der Darm auf die innere Ernährung um, das Hungergefühl verschwindet. Zum Frühstück gibt es mehrere Äpfel, mittags eine Fastensuppe (Rezept siehe unten) und Fencheltee, einen Ingwerausleitungskeks. Bleibt der erwünschte abführende Erfolg aus, gibt es am zweiten Morgen zwei Ingwerkekse, dann am dritten Tag eventuell einen Einlauf oder als kleinere Variante ein Klistier (Minifertigmischung aus der Apotheke). Nach dem Abführen beginnt das Vollfasten von acht Tagen. Das »Menü« ist morgens Dinkelkaffee und/oder Fencheltee, mittags und abends nicht zu heiße Fastensuppe. Die nächsten drei Tage nach der Fastenwoche sind Aufbautage. Am ersten Tag isst man morgens einen Bratapfel mit Zimt, mittags Fastensuppe mit Körnern und Gemüse. Am zweiten Tag gibt es morgens Habermus (50 Gramm Dinkelflocken mit 400 Millilitern Wasser mischen. Einen klein geschnittenen Apfel, je eine Prise Galgant, Zimt und Bertram dazugeben, eventuell auch ein Teelöffel Honig. Drei Minuten kochen. Vor dem Essen einen Esslöffel Flohsamen unterrühren). Mittags gibt es Dinkel als Reis, Risotto oder Suppe beziehungsweise Hühnerbrühe. Abends Dinkelbrot mit vegetarischem Brotaufstrich. Am dritten Aufbautag darf man dann fast normal essen, sollte jedoch auf Schwerverdauliches wie Schweinefleisch, Wurst und stark fetthaltige Nahrung verzichten. Falls in den Aufbautagen eine leichte Verstopfung auftritt, bis zu dreimal täglich jeweils einen Teelöffel Flohsamen mit einem Glas Wasser oder Tee einnehmen. Dabei den Flohsamen in den Mund nehmen und sofort mit der Flüssigkeit hinunterspülen. Reichlich dazu trinken.

Das Rezept für die Fastensuppe

1 Tasse Dinkelkörner in 3 Tassen Wasser mit fein gewürfeltem Suppengemüse, Sellerie, Fenchel und Möhren 30 Minuten leicht kochen lassen, abseihen. Nach Geschmack Basilikum, Dill, Petersilie und Bertram beigeben, mit Galgant und 1 Prise Salz würzen.

Das Abendfasten: »Dinner Cancelling«

Das Konzept Dinner Cancelling ist kein strikter Diätplan, sondern eine allgemeine Ernährungsregel ohne eindeutige wissenschaftliche Studien. Dinner Cancelling bedeutet so viel wie »das Abendessen streichen« und empfiehlt tagsüber eine vitalstoffreiche, nicht übermäßig fetthaltige Kost und dann einen Abstand von mindestens 14 Stunden zwischen der letzten Mahlzeit des Tages und dem Frühstück am nächsten Morgen. In der Zeit ohne Nahrung dürfen nur kalorienfreie Getränke wie Wasser oder ungesüßter Früchte- und Kräutertee zu sich genommen werden. Kurz gesagt: Eine Ernährungsweise, bei der abhängig vom Tagesrhythmus ab einer bestimmten Uhrzeit auf die Zufuhr von Nahrung verzichtet wird, spätestens ab 17 Uhr, im besten Fall zwei- bis dreimal pro Woche. Der tägliche Ess-Stopp beim Dinner Cancelling hängt natürlich vom individuellen Lebenswandel ab. Als Faustregel gilt: Mindestens 14 Stunden täglich keine feste Nahrungsaufnahme, und zwar in den 14 Stunden zwischen der letzten Mahlzeit am Abend und dem Frühstück am folgenden Morgen.

Tag und Nacht aktiv

Lässt man das Abendessen weg, werden nachts mehr Wachstumshormone ausgeschüttet, die für den Regenerationsstoffwechsel zuständig sind. Die Erneuerungsprozesse werden unterstützt. Warum? Unser Organismus unterliegt der »zirkadianen Periodik«, ein Begriff, der sich aus dem lateinischen »circa dies«, »ungefähr ein Tag«, ableitet. Ob Blutdruck, Pulsfrequenz, Körpertemperatur oder Hormonausschüttung: Diese Periodik regelt über den ganzen Tag und während der Nacht den Ablauf einer Vielzahl von Körperfunktionen, die tagesrhythmischen Schwankungen unterliegen. Auch das

Wachstumshormon der Hirnanhangsdrüse wird von diesem zirkadianen Rhythmus gesteuert und tagsüber und nachts in unterschiedlichen Konzentrationen hergestellt. Kurz nach Mitternacht wird die größte Menge von Wachstumshormon freigesetzt. Jetzt nimmt der Körper Reparaturen vor, um ihn für den nächsten Tag aufzurüsten. Ein Dinner Cancelling steigert auch die Regeneration nach sportlichen Leistungen. Wer dagegen noch spät kalorienreich futtert, bei dem verringert sich die Freisetzung des Wachstumshormons. Ist der Magen leer, können die in der Nacht stattfindenden Wachstumshormonspitzen jedoch vermehrt werden. Melatonin regelt den Schlaf-Wach-Rhythmus, wobei es für die nächtliche Abnahme der Körpertemperatur und Verlangsamung der Zellteilung verantwortlich gemacht wird. Es erhöht zudem das antioxidative Potenzial der Zellen, bewahrt die Aufrechterhaltung der Zelle durch die Mitochondrien, vermindert die Freisetzung von freien Radikalen und schützt die mitochondriale ATP-Produktion. Fazit: Wo abends keine Nahrung, nachts keine Verdauung, da eine bessere Regeneration während der Schlafphase.

Kleine Problemlöser

Um das Hungergefühl in Schach zu halten, können Sie zwei Stunden vor der üblichen Abendessenszeit beginnen, mit ungesüßten Kräutertees, stillem Mineralwasser oder Gemüsebrühe Ihren Magen zu überlisten. Wem der Hunger nachts immer wieder den Schlaf raubt, der macht einen Kompromiss. Statt Dinner Cancelling darf man direkt vor dem Schlafengehen ein kleines Stück Schokolade oder einen Teelöffel Honig mit warmer Milch zu sich nehmen.

Intermittierendes Fasten

Intermittierendes Fasten ist neben regelmäßigem Sport und ketogener Diät (siehe Seite 39) eine der besten Methoden, die Funktion der Mitochondrien zu stärken und damit deren Haltbarkeit zu steigern. »Intermittierend« vom lateinischen »intermittere« für »unterbrechen beziehungsweise aussetzen« gibt die Ausrichtung dieser Fastenform vor: Sie wird ständig unterbrochen, dafür aber regelmäßig angewendet. Das intermittierende Fasten oder Intervallfasten beruht auf einem regelmäßigen Rhythmus, der einen Tag Nahrungsaufnahme im Wechsel mit 24 Stunden Nahrungsentzug beinhaltet.

Die klassische Form unterscheidet zwei Verfahren: die 16/8-Methode und die 24-Stunden-Methode. Das intermittierende Fasten mit 16-stündiger täglicher Nahrungspause kann jeden Tag durchgeführt werden, die tägliche Nahrungsaufnahme beschränkt sich dabei auf ein Zeitfenster von acht Stunden. Die 24-Stunden-Methode sollte höchstens mit einem oder zwei Fastentagen pro Woche durchgeführt werden, um Muskelabbau zu verhindern. Sie fördert ganz speziell die zuvor beschriebene natürliche Zellsäuberung des Körpers, die Autophagie. Ihr Nachteil liegt in der größeren Freisetzung an Stresshormonen und der besonderen Anforderung an die Willenskraft, sobald der Hunger einsetzt. Wasser und ungesüßte Tees zur Deckung des Flüssigkeitsbedarfs sind erlaubt. Janis Budde, der Macher des Internetportals Primal State, empfiehlt aus eigener Erfahrung, die 24-Stunden-Methode in einem Intervall von einem Abendessen zum nächsten durchzuführen. Dadurch, dass man zuvor noch isst, würde der Schlaf weniger leiden und man müsse keinen kompletten Tag fasten.

Die Acht-Stunden-Formel

Bei der 16/8-Methode mit täglichen Fastenperioden beträgt die Fastenzeit 16 Stunden und die Zeit zum Essen höchstens acht Stunden. Sie kann drei- bis siebenmal in der Woche durchgeführt werden. So lässt sich das intermittierende Fasten ganz entspannt ausprobieren: Sie nehmen Ihre erste Mahlzeit um 10 Uhr ein und Ihre zweite Mahlzeit um 17 Uhr. Die 16/8-Methode ist mit kleinen Modifikationen auch unter dem Begriff »Acht-Stunden-Diät« zu finden. Das Konzept dieser Form des intermittierenden Fastens haben ihre »Erfinder« David Zinczenko und Peter Moore entwickelt. Durch den Wechsel von Fasten und Essen soll die Funktion unserer Mitochondrien aufgedreht werden, um Nährstoffe vermehrt in Energie umzuwandeln. Das Essenszeitfenster kann bei diesem Modell nach individuellen Bedürfnissen bestimmt werden und wird dann eine Woche unverändert praktiziert. Die Ernährungsformel ist einfach: Man verzichtet auf ein Frühstück und bringt stattdessen den morgendlichen Stoffwechsel mit Bewegung und einer kalten Dusche in Schwung. Ein intensives Acht-Minuten-Work-out aus zwei bis drei Übungen mit schnellem Gehen, Seilspringen oder Liegestützen reicht dazu aus. Was steht auf dem Speiseplan? Power-Lebensmittel in einer Kombination aus Fettverbrennern und Fitmachern. Dazu gehören Äpfel, Orangen und Beeren, Gemüse oder Milchprodukte, Ei, mageres Fleisch, Fisch, Nüsse. Außerdem gibt es Hafer und anderes Vollkorngetreide. Getränke sind reduziert auf viel Wasser oder ungesüßten Tee. Weißbrot, Reis und Süßigkeiten sind während der achtstündigen Essenszeit nicht erlaubt, da sie den Insulinspiegel schnell nach oben treiben und Heißhunger produzieren.

Erkenne deinen Hunger

Als Ursache für die positiven Effekte des Intervallfastens vermutet beziehungsweise untersucht man verschiedene Prozesse des Stoffwechsels. Ein Schlüsselfaktor ist möglicherweise die Insulinausschüttung nach der Nahrungsaufnahme. Sie soll Enzyme in Gang setzen, die sich negativ auf die Lebenserwartung auswirken: Ein konstant erhöhter Insulin-Spiegel bremst die Autophagie. Man nimmt außerdem an, dass sich die Widerstandsfähigkeit der Körperzellen verbessert und vermehrt Reparaturen stattfinden. Ein weiterer Effekt könnte der Rückgang der Zellalterung sein. Das intermittierende Fasten gelingt dann gut, wenn der Fastende in der Wahrnehmung seines Hungergefühls geschult ist und mit dem Essen wartet, bis ein deutliches körperliches Hungergefühl auftritt.

Das Fastenessen

Der positive Effekt des Intervallfastens wird leider gemindert, wenn in den fastenfreien Perioden hemmungslos geschlemmt und gesnackt wird. Eine frisch zubereitete Ernährung mit Gemüse, Blattgrün und gesunden Ölen ist zu bevorzugen. Die Reduktion der Kohlenhydrate aus Brot, Teigwaren und Süßigkeiten, der Stärke aus Kartoffeln, tierischem Eiweiß und vor allem der Milchprodukte ist ausgesprochen wichtig, da der Körper dann vermehrt Energie aus der Verbrennung von Fetten gewinnt. Bereits nach einem Tag ohne Nahrung baut der Organismus zur Energiegewinnung zunehmend Fettgewebe ab: Fett wird mit 95 Prozent zum Hauptbrennstoff, gefolgt von Eiweiß mit fünf Prozent.

Energie-Turbo Mikronährstoffe

Nährstoffe sind die Grundbausteine unserer Nahrung. Und sie sind nicht nur der Treibstoff für unseren Körper, sondern auch Wartungsmaterial, Ersatzteile und Werkzeug. Da gibt es die energieliefernden Makronährstoffe wie Kohlenhydrate, Fette, Eiweiß und die nicht energieliefernden essenziellen Mikronährstoffe wie Vitamine, Mineralstoffe und Wasser. Physiologisch gesehen erfüllt die Ernährung mehrere Aufgaben:

1. Energie für alle Arbeitsleistungen des Körpers bereitstellen.

2. Aufbaustoffe für das Wachstum und die Erhaltung von Körpersubstanz zuführen.

3. Mit lebenswichtigen Regler- und Schutzstoffen für die Funktionserhaltung und Krankheitsabwehr sorgen. Circa 50 verschiedene Nährstoffe übernehmen diese unterschiedlichen Aufgaben. Kohlenhydrate (Stärke und Zucker) sowie Fette sind die Hauptenergielieferanten, Eiweiß (Protein) dient als unentbehrlicher Reparatur- und Aufbaustoff für alle Zellen, Vitamine arbeiten als Stoffwechselregler und Gesundheitsschützer. Sie sind organische Substanzen, die

der Körper für lebenswichtige Funktionen braucht. Da unser Organismus Vitamine nicht oder nur in sehr geringem Maße selbst herstellen kann, müssen wir sie über die Nahrung aufnehmen. Mineralstoffe wie Magnesium kann der Körper auch nicht selbst herstellen und erhält sie über die Nahrung oder über Getränke. Obwohl sie nur einen verschwindend geringen Anteil an der Körpermasse haben, erfüllen sie lebensnotwendige Funktionen. Die Spurenelemente, zu denen zum Beispiel Zink gehört, sind bereits in Kleinstmengen wirksam.

Für gesunde Mitochondrien

Selbst bei denjenigen, die sich ausgewogen ernähren, können lebensnotwendige Vitamine und Mineralien zu kurz kommen. Ein Nährstoffmangel geht einher mit niedrigen Energielevels, denn unser Körper ist auf diverse Vitamine, Mineralien und andere Stoffe angewiesen, die seinen Energiestoffwechsel befeuern. So kann ein Mangel an Magnesium, Vitamin D12 und Vitamin D zu unserer Erschöpfung beitragen. Mit einer ausgewogenen und qualitativ hochwertigen Unterstützung durch Spurenelemente, Mineralien und Vitamine können die Selbstheilungskräfte des Organismus angeregt werden. Mikronährstoffe werden auch gern als Vitalstoffe bezeichnet. Zu der Gruppe gehören Vitamine, Spurenelemente und Mineralstoffe. Auch essentielle Fett- und Aminosäuren, sekundäre Pflanzenstoffe sowie Pro- und Präbiotika können zum Einsatz kommen. Unter ihnen befinden sich potente Wirkstoffe zur Erhöhung der Mito-Dichte und -Effizienz.

Gezielt optimieren

Sind alle 47 essentiellen Mikronährstoffe in der richtigen Menge im Blut vorhanden, wirken sie kongenial zusammen – wie gut gestimmte Instrumente in einem Orchester. Zeigen die Blutwerte eine Unterversorgung an, dann ist die gezielte Optimierung möglich und notwendig. Um sich ausreichend mit Mikronährstoffen zu versorgen, genügt es meist, sich von frischem und hochwertigem Gemüse, Obst, Fisch und Fleisch zu ernähren, nach einem bunten und abwechslungsreichen Speiseplan mit schonend zubereiteten Produkten aus ökologischer Landwirtschaft. Reicht die Versorgung ausschließlich aus Nahrungsmitteln selbst bei gesunder und ausgewogener Ernährung nicht aus, sind hochwertige Nahrungsergänzungen empfehlenswert. Da sich die Erforschung der Wechselwirkungen und Interaktionen zwischen den einzelnen Substanzen erst am Anfang befindet, sollte der Arzt einige Wochen nach einer Nahrungsergänzung eine weitere Blutanalyse durchführen. Haben sich schon Veränderungen ergeben? Sind zum Beispiel chronische Erschöpfungszustände, infolge einer verminderten ATP-Produktion, verschwunden? Die schwierige Aufgabe dürfte darin bestehen, dass die »Mikronährstoff-Rezeptur« wirksam genug ist, um Mitochondrien-Defizite tatsächlich zu beheben beziehungsweise zu reparieren.

Die Grundlage für Nahrungsergänzungsmittel

»Das Ganze ist mehr als die Summe seiner Teile«: Diese Vorstellung von Aristoteles, der als Begründer der abendländischen Wissenschaft gilt, lässt sich auch auf die Anwendung von Nahrungsergänzungsmitteln übertragen. Sie sind kein Ersatz für eine ausgewogene, gesunde Ernährungsweise oder ein schnelles Mittel, um die Schäden einer ungesunden Lebensweise zu begrenzen. Klug eingesetzt, können sie dem Körper jedoch wichtige Nährstoffe zuführen, die er vielleicht unmittelbar nach dem Sport, geistiger Höchstleitung oder Stress ganz besonders benötigt. Die Qualität von Nahrungsergänzungsmitteln als Pillen, Pulver, Kapseln, Tropfen und so weiter ist von entscheidender Bedeutung, weil Nährstoffe in verschiedenen Formen vorkommen und sich unterschiedlich im Körper verhalten. Einige Formen können vom Körper nicht oder nur wenig absorbiert werden, andere schaden mehr, als dass sie helfen. Manche haben viele Ergänzungsmittel wie Füll- und Zusatzstoffe, sind mit Nährstoffen überdosiert oder in einem ungünstigen Verhältnis. Ob hochdosierte Einzelsubstanzen oder komplexe Vitalstoffprodukte besser für die individuellen Bedürfnisse sind, lässt sich nur durch Austesten, Körperwahrnehmung, Beratung und einen wiederholten Check der Blutwerte feststellen. Das ist günstiger für die Gesundheit und den Geldbeutel. Grundsätzlich sollte man die Substitution von Mikronährstoffen durch hochwertige Nahrung der Substitution von einzelnen chemischen Stoffen bevorzugen, da auf diese Art gleichzeitig Ballaststoffe, sekundäre Pflanzenstoffe und Stoffe, die als Koenzyme der Vitamine von Bedeutung sind, mitaufgenommen werden. Einen Hinweis, wie es um den gesetzlichen Hintergrund der Zulässigkeit von Stoffen für die Herstellung von Nahrungsmittelergänzungen bestellt ist, finden Sie bei den weiterführenden Quellen am Endes des Buchs.

ABC der Mito-Mikronährstoffe

DER MIKRONÄHRSTOFF	GUTE QUELLEN	DAS MITOS-PLUS
Alpha-Liponsäure	Der Körper bildet Alpha-Liponsäure selbst. Sie ist darüber hinaus in Rindfleisch und Innereien wie Leber, Herz und Nieren enthalten.	- fördert die Funktion der Mitochondrien - vermindert oxidative Schäden - erhöht die metabolische Rate (diese beschreibt, wie ein Organismus Energie und Material aufnimmt, transformiert und wieder ausscheidet) - unterstützt die Energiegewinnung aus Kohlenhydraten - kann verbrauchte Antioxidantien wie Vitamin C, Vitamin E, Coenzym Q10 oder Glutathion regenerieren - verzögert die (Zell-) Alterung - reguliert einen gestörten Energiestoffwechsel in den Mitochondrien - schützt die Mitochondrien vor oxidativer Zerstörung - Entgiftung von Schwermetallen

Biotin	Der Körper selbst trägt zu einem ausreichenden Biotinspiegel im Blut bei und produziert einen Teil in der Darmflora. Fleisch, Vollmilch, Ei, Nüsse, Hülsenfrüchte, Haferflocken, Hefe.	- alternative Bezeichnung ist Vitamin H - ermöglicht die Umwandlung von Nahrung in Glucose zur Energieerzeugung
Coenzym Q10	Im Idealfall produziert der Körper Coenzym Q10 in ausreichender Menge. Rindfleisch, Fisch, Huhn, Sojaöl, Erdnüsse, Sesam, Pistazien.	- ist in jeder Körperzelle zu finden - wichtige Rolle als Antioxidans und im Energiestoffwechsel der Mitochondrien - senkt den Grad von oxidativem Stress (durch Senkung der freien Radikalen) - verhindert eine Abnahme des Sauerstoffverbrauchs und der Energieproduktion der Mitochondrien - fördert die Energieproduktion aus Fett und Zucker in den Mitochondrien - zentrale Aufgabe bei der Bereitstellung von Energie in Form von ATP, damit die Organe und Muskeln versorgt werden und ihre normale Funktion erfüllen - stabilisiert die Zellmembranen

Curcumin	Der Wurzelstock von Kurkuma – Curcuma longa, auch Gelbwurzel – wird getrocknet und gemahlen als Gewürz verwendet. Curcumin ist die wichtigste bioaktive Komponente des Gewürzes.	- starkes Antioxidans, das Sauerstoff- und Stickstoff-Radikale effektiv abfangen kann - Haupt-Mitochondrienmittel in der Zellsymbiose-Therapie - wichtiges Glied der Atmungskette in den Mitochondrien
Kreatin	Fisch, Fleisch.	- speichert Energie in den Muskeln und erlaubt eine sofortige ATP-Freisetzung - sorgt für die gleichmäßige Bereitstellung von ATP - Verbesserung der mitochondrialen Funktion
L-Arginin	Gelatine, Pinienkerne, Kürbiskerne, Erdnüsse, Rindfleisch, Rehfleisch, Garnelen, Meeresfrüchte.	- essenzielle Rolle bei der Stimulation der Aktivität und Bildung von Mitochondrien - reguliert Struktur und Funktion der Mitochondrien
L-Carnitin	Fleisch – besonders Lamm und Schwein –, Fisch.	- notwendiges Trägermolekül für Fettsäuren in die Mitochondrien, damit die Energiekraftwerke richtig arbeiten

Magnesium	Vollkorngetreide, grünes Blattgemüse, Nüsse, Saaten, Hülsenfrüchte, Zartbitterschokolade, Chlorella und Spirulina, Haferflocken.	- für den Energiestoffwechsel (ATP-Produktion) jeder Körperzelle notwendig - Voraussetzung für die Funktion von ATP, jedes ATP muss an Magnesium gebunden werden
Mangan	Innereien, Getreide, Vollkornprodukte, Hülsenfrüchte, Blattgemüse, Haferflocken, Sojamehl, Weizenkleie.	- essentiell in der Aktivierung bestimmter Enzymsysteme, die für die Bereitstellung von Zucker in den Mitochondrien benötigt werden - steuert die Mitochondrien
Moringa oleifera (Meerrettichbaum)	Pulver besteht aus getrockneten Moringa-Blattspitzen.	- für die Therapie bei Mitochondrien-Dysfunktion
Pantothensäure/ Vitamin B5	Hefe, Ei, Vollmilch, Nüsse, Pilze, Fleisch, Fisch, Butter, Hülsenfrüchte, Brokkoli.	- wichtige Rolle im Stoffwechselgeschehen der Mitochondrien
PQQ (Pyrrolochinolinchinon)	Kiwis, Zitrusfrüchte, grüner Pfeffer, Papaya, Petersilie, Eigelb, grüner Tee, Natto (vergorene Sojabohnen).	- gehört zur gleichen Stoffklasse wie das Coenzym Q10 - soll die Zelle stimulieren und die Anzahl der Mitochondrien erhöhen - erhöht das Wachstum und die Energieproduktion der Mitochondrien - generiert neue Mitochondrien, die größer sind und eine höhere Masse haben

Riboflavin/ Vitamin B2	Eier, Milchprodukte, Pilze, Fleisch, Fisch, Innereien, Nüsse, Hülsenfrüchte.	- spielt eine zentrale Rolle als »Biokatalysator« (Coenzym) in der mitochondrialen Atmungskette, dem Vorgang zur ATP-Produktion
Thiamin/ Vitamin B1	(Vollkorn-)Getreide, Nüsse, Kartoffeln, Hülsenfrüchte, Schweinefleisch, Bierhefe.	- alternative Bezeichnung ist Vitamin B1 - wirkt im Energiestoffwechsel der Mitochondrien
Zink	Fleisch, Meeresfrüchte, Käse, Milchprodukte, Nüsse, Bohnen.	- wirkt antioxidativ - wirkt der Zellalterung entgegen

Happy Mitos

Sie wollen schneller, besser, ausdauernder sein? Dann gönnen Sie den Mitochondrien doch mal einen vitalen Therapie-Cocktail aus Kälte, Sauerstoff oder Detox.

Wirksame Kälteexposition

Kälte ist ein wirksamer Faktor, mit dem man den Körper indirekt zwingen kann, mehr Wärme mithilfe von braunem Fettgewebe und neuen Mitochondrien in den Körperzellen zu produzieren. Damit man von der Kälte nicht krank wird, sollte man sich im Alltag stufenweise und langsam daran gewöhnen: Wer sich im Freien bewegt, zieht sich dazu etwas dünner an als sonst. Gerade so, dass man ein wenig friert, ohne dass dies unangenehm wäre. In Bewegung bleiben, und wer stehen muss, trippelt oder wippt auf der Stelle. Zu Hause statt die Heizung auf Wohlfühltemperatur zu stellen, auf 18 bis 19 Grad Celsius einpendeln und auch einmal sommerlich leicht bekleidet, aber mit warmen Socken herumlaufen. Nachts das Fenster offen lassen und leicht bekleidet schlafen, auf diese Weise lernt der Körper, auch nachts die Körperwärme natürlich zu regulieren. Nach dem Duschen zum Abschluss kalt abbrausen. Je kälter, desto besser.

Die ideale Arbeitstemperatur

Unsere Körperprozesse arbeiten optimal bei einer konstanten Körpertemperatur von 37 Grad Celsius. Damit diese Kerntemperatur im Gleichgewicht bleibt, steht der Körper in andauernden Wärmeaustauschprozessen mit seiner Umgebung. Der Mensch baut umso mehr Wärme ab, je höher die Außentemperaturen sind, beziehungsweise er produziert Wärme, wenn es draußen kalt ist. Diese Wärmeproduktion des Körpers nennt man Thermogenese, sie findet entweder in den Muskeln oder im braunen Fettgewebe statt. Durch Sport, so fand der Zellbiologe Bruce Spiegelman mit seinem Forscherteam heraus, können die typischen weißen Fettzellen des Bindegewebes in braune Fettzellen umgewandelt werden: in braune Fettzellen mit sehr vielen Mitochondrien. Denn Muskeln, die verstärkt arbeiten, werden zur Produktion von PGC-1-alpha stimuliert, einem »Hauptschalter« für die vermehrte Bildung von Mitochondrien. Doch nicht nur Sport weckt das PGC-1-alpha in uns, sondern auch Kälte.

Das braune Fett kann man sich wie eine Heizung vorstellen. Es verbrennt Energie und macht daraus Wärme. Babys besitzen beispielsweise kurz nach der Geburt aufgrund ihrer geringen Muskelmasse noch nicht die Möglichkeit, Wärme durch Muskelzittern zu produzieren. Aber sie werden durch braunes Fettgewebe an Hals, entlang des Brustbeins und zwischen den Schultern geschützt, das zwei bis fünf Prozent des Körpergewichts ausmacht. Beim erwachsenen Menschen ist der Anteil an braunem Fett zwar rückläufig, kann aber durch Kältereize wieder aktiviert werden.

Kälte für Fortgeschrittene

Also, Sie fahren dann mal nach Nepal im Himalaya und suchen sich einen schönen eiskalten Gletscherfluss. Dort setzen Sie sich hinein und aktivieren so Ihr braunes Fett. Im Ernst: Kälte ist ein wichtiger Aktivator, um das braune Fett für die Produktion vermehrter Mitos in Schwung zu bringen. Wir halten uns heute zu viel in geheizten Räumen auf und sind viel weniger der Kälte ausgesetzt – warum sollte unser Gewebe überhaupt erst anfangen zu arbeiten? Beginnen wir mit einem Gesichts-Bad: Als ersten Schritt der Kältegewöhnung füllen Sie das Waschbecken mit kaltem Wasser. Geben Sie Eiswürfel hinzu, um die Temperatur zu senken. Nun tauchen Sie über einen Zeitraum von bis zu 10 Minuten Ihr Gesicht immer wieder für wenige Sekunden in das Eisbad. Legen Sie zwischen den Tauchgängen kleine Pausen ein. Sollte Ihre Haut blassrosa bis weiß werden, verlängern Sie einfach die Tauchpause ein wenig. Nach sieben Tagen können Sie sich dann weiterwagen zur kalten Dusche. Zunächst brausen Sie nur Füße, Beine und Arme kalt ab. Oder Sie starten bei Ihrer üblichen Duschtemperatur und kühlen sie dann im Verlauf von wohlig warm bis frostig kühl immer weiter ab. Wer sehr robust ist, duscht gleich ganz kurz ganz kalt. Im nächsten Durchgang beginnen Sie wieder mit den Füßen, Beinen und Armen, brausen dann auch vorsichtig den Brustbereich und den Rücken ab, zum Schluss kommt der empfindliche Bauch an die Reihe. Wer fünf Minuten lang bei entspanntem Atemrhythmus kalt duschen kann, stellt sich der nächsten Herausforderung.

Ein frostiges Vergnügen

Jedes Jahr waschen sich am 19. Januar viele russisch-orthodoxe Christen mit traditionellen Eisbädern von ihren Sünden rein, und das bei Außentemperaturen um minus 15 Grad. Da erscheint der nächste Schritt, das kalte Bad, fast wie ein Sonntagsspaziergang. Sie füllen Ihre Badewanne mit kaltem Wasser und setzen sich kurz hinein. Steigern Sie jeden Tag die Verweildauer im Wasser. Sobald Sie es zehn Minuten lang aushalten können, sind Sie bereit für die letzte Steigerung, das Eisbad. Kühlen Sie das kalte Wasser in Ihrer Badewanne mit zusätzlichen Eiswürfeln oder Kühlpads herunter. Das Eintauchen ins kalte Wasser schockt den Körper. Er schüttet Stresshormone wie Adrenalin und Cortisol aus, auf diese Weise mobilisiert er all seine Kräfte. Man fühlt sich unglaublich belebt und energetisiert. Trotz dieser positiven Effekte ist es immer sinnvoll, das Eisbaden ganz langsam zu trainieren und zuerst mit einem Mediziner abzuklären. Nach dem Bad zieht man sich sofort warm an.

Pfarrer Kneipp statt PGC-1-alpha

Der als »Wasserdoktor« legendär gewordene Sebastian Kneipp lehnte solche starken Reize ab, da sie eher den Organismus schwächen würden. Ihm gelang es Mitte des 19. Jahrhunderts, durch Kaltbäder in der 5 bis 10 Grad Celsius kalten Donau seine schwere Lungentuberkulose zu heilen. Er beschreibt die milden bis kräftigen Reize als ein Mittel zur Stärkung der Selbstheilungskräfte des Körpers. Bis heute werden bei den Kneipp'schen Wasserkuren über kurze Kaltwasseranwendungen, die eine Sekunde bis eine Minute dauern, im Körper positive Reaktionen ausgelöst. Die Hydrotherapie gibt es in knapp 100 Variationen – mit einer Portion Selbstüberwindung können gerade die kalten Waschungen, Güsse, Wickel, Kräuterbäder oder »Blitzgüsse«, in der Kombination von Temperaturreiz und mechanischem Druck, die Abwehrkräfte stärken, den Kreislauf und das Nervensystem anregen. Diese Wasserheilkunde, vor allem mit kaltem Wasser, wurde bereits im antiken Rom praktiziert, dann im 16. Jahrhundert vom Arzt Paracelsus und schließlich von dem österreichischen Hydrotherapeuten Vincenz Prießnitz und Sebastian Kneipp erweitert und vervollständigt.

Anleitung für das kalte Armbad nach Kneipp

Füllen Sie Ihr Waschbecken mit kaltem Wasser, 12 Grad oder wärmer. Tauchen Sie die Arme etwa bis zur Mitte der Oberarme ein. Halten Sie die Arme unter Wasser, bis Sie ein Kältegefühl spüren. Nach 30 bis 40 Sekunden beenden Sie das Armbad, streifen das Wasser von den Armen und bewegen diese, bis Sie Wärme spüren.

Der Trick mit dem Sauerstoff

Wird ein lebensnotwendiger Stoff künstlich reduziert, passt sich der Körper an. Das gilt in der Ketose wie auch in der »Hypoxie«. Das ist unser neues Stichwort: Hypoxie, eine Sauerstoffmangelsituation. Sie ist für den Organismus eine Stressform, auf die er zuerst mit Adaptation reagiert und im Folgenden mit mehr Widerstandskraft. So kann »dünne Luft« im Breiten- und Spitzensport leistungssteigernd wirken und bei Patienten mit Atemwegserkrankungen oder Infektionsanfälligkeit als Medizin dienen. Diese Erkenntnis bestätigte sich 1968 in Mexico City. Damals zeigten die Olympischen Sommerspiele, die dort stattfanden, dass sich sportliche Leistungen mit steigender Höhe verändern: In einigen Disziplinen wie Kurzstreckenläufen, den Sprung- oder Wurfwettkämpfen wurden Weltrekorde aufgestellt, andere wie die Langstreckendisziplinen blieben weit unter Weltrekordniveau. Was war geschehen? Mexico City liegt auf 2250 Metern, in dieser Höhe ist der atmosphärische Druck geringer als auf Meereshöhe. Weniger Sauerstoff gelangt in Lunge und Blut – ein leichter Sauerstoffmangel entsteht. Das spürten die Langstreckenläufer, indem sie hinter ihrer vollen Leistung blieben. Die anderen Disziplinen profitierten vom geringeren Luftdruck, der für einen schwächeren Luftwiderstand sorgte und damit die Leistungen beförderte.

Die gesunde Höhe

Die normale Luft auf Meereshöhe besteht aus 21 Prozent Sauerstoff, der Rest ist Stickstoff. Je höher hinauf man kommt, desto mehr sinkt der Druck, und die Menge der Sauerstoffteilchen reduziert sich. Der Mangel an Sauerstoff ruft vielfältige und sehr komplexe Reaktionen des Körpers hervor, Höhenuntrainierte spüren dies bereits ab etwa 1700 Metern. Um sich an die Hypoxie, den Sauerstoffmangel, anzugleichen, steigert der Körper Herzschlagfrequenz, Atemtätigkeit und durch die zusätzliche Bildung von roten Blutkörperchen seine Blutdichte. Auch die Mitochondrien passen sich den veränderten Umwelteinflüssen an, um den Körper in einem physiologisch vorteilhaften Bereich zu halten. Beschädigte Mitochondrien werden zügig eliminiert, neue, leistungsfähige Mitochondrien gebildet. Als Zone der optimalen Kompensation gilt der Bereich von etwa 2000 Metern bis etwa 4000 Metern Höhe.

Höhentraining in Variationen

Die klassische Art des Höhentrainings findet in den Bergen unter natürlichen Höhenbedingungen statt. Heute kann man speziell ausgerüstete Höhentrainingszentren, meist in Höhen von 2000 Metern, nutzen. Beim künstlichen Höhentraining simuliert man den Sauerstoffmangel, während man sich tatsächlich auf Meereshöhe befindet. Durch den Trainingsreiz werden innerhalb der Mitochondrien Selbstheilung und Regeneration angekurbelt. Die höhenspezifischen Trainingseffekte lassen sich auch in tiefen Lagen simulieren, zum Beispiel beim künstlichen Höhentraining in Höhenkammern oder beim Training mit Atemmasken. Höhenkammern bedienen sich bei gleichbleibendem Luftdruck einer Veränderung der Luftzusammensetzung, das heißt, der Sauerstoffanteil wird verringert. Beim Atemmaskentraining trägt der Trainierende eine Maske, die wie eine medizinische Beatmungsmaske funktioniert. Man atmet ein Sauerstoff-Stickstoff-Gemisch ein, das der gewünschten Höhe entsprechen soll. Mittlerweile werden diverse klinisch erprobte Methoden angeboten wie die Intervall-Hypoxie-Therapie IHT. Diese Therapie besteht aus einem simulierten Höhentraining im Liegen: Der Wechsel von sauerstoffarmer Luft (Reizphase) mit sauerstoffreicher Luft (Erholungsphase) soll bei einer Kuranwendung von etwa zehn Sitzungen die Anzahl gesunder, vitaler Mitochondrien in den Zellen erhöhen.

Detox für Mitos in Balance

Pestizide im Gemüse, Dioxin nicht nur in Skandallebensmitteln wie Eiern und Schweinefleisch, erbgutschädigendes Acrylamid auf Chips, Dieselruß, giftiges Formaldehyd, Schwermetalle ... Der Mensch ist einem Dauerbeschuss von Umweltgiften, toxischen Substanzen in der Nahrung und Zusatzstoffen in Fertiggerichten ausgesetzt. Dieser Umstand bringt uns immer schneller an die Grenze der biochemischen Belastbarkeit. Experten meinen, dass unsere Organe etwa 80 Prozent ihrer Energie für die Entgiftung aufwenden müssen. Und irgendwann sind dann unsere Mitos, die Zellkraftwerke, defekt und am Ende. Defekte Mitochondrien machen uns krank. Sie führen zum Versagen des Energiestoffwechsels in den Zellen, weil sie einen Energiemangel sprich ATP-Mangel herbeiführen. Die Ausprägung von mitochondrialen Erkrankungen ist ausgesprochen unterschiedlich und kann von schwersten Erkrankungen bei Kindern bis hin zu relativ milden Symptomen im höheren Alter reichen. Erkrankungen, deren Ursache eine Fehlfunktion oder Schädigung der Mitochondrien ist, nennt man »Mitochondriopathien«. Sie können ererbt oder durch Umwelteinflüsse erworben sein. Mediziner nennen die Mitos gerne auch »Könige« oder »Regenten«, denn mit ihnen sind die Gesundheit und Krankheit einer Zelle unmittelbar verbunden. »Das Leben ist in den Mitochondrien verankert«, erkannte der schwedische Endokrinologe Prof. Dr. Rolf Luft bereits 1962. Er fand heraus, dass erworbene Mitochondrien-Erkrankungen – die Mitochondriopathien – Ausgangspunkt für krankhafte Autoimmun-Prozesse und degenerative Erkrankungen wie der Multiplen Sklerose sind. Ohne funktionsfähige, leistungsstarke Mitochondrien hätten wir nicht nur keine Energie zum Beispiel für unsere Skelettmuskulatur oder für unseren Herzmuskel, wir hätten keine Energie zum Leben, die für uns so selbstverständlich ist. Inzwischen entwickeln sich auch neue Therapieansätze im Zusammenhang mit den Kraftwerken unserer Zellen. Immer mehr Ärzte und Institute verschreiben sich der Mitochondrien-Medizin oder kurz Mitomedizin.

Beispiele möglicher Beschwerden

ORGAN, -SYSTEM:	SYMPTOME WIE:
Nerven	Migräne, Neuropathie, Ataxie, epileptische Anfälle, Demenz, schlaganfallähnliche Symptome
Muskulatur	Lähmungen, geringe Belastbarkeit, Schüttelkrampf, gestörte Augenbewegung
Herz-Kreislauf	Herzrhythmusstörungen, Herzmuskelschwäche, niedriger Blutdruck
Niere, Leber	Störungen der Funktion
Verdauung	Erbrechen, Verstopfung, Durchfall
Bauchspeicheldrüse	Diabetes mellitus Typ 2
Auge	Degeneration der Sehnervenfasern und der Netzhaut, Nachtblindheit
Ohr	Schwerhörigkeit, Taubheit, Innenohrstörungen

Schwermetalle loswerden

Wer Gifte ausleitet und deren toxische Auswirkungen behebt, beseitigt die Wurzel vieler Erkrankungen. So kann eine Schwermetallbelastung zu Schäden an den Mitochondrien und zu einem erhöhten Maß an oxidativem Stress für die Zellen führen. Wir nehmen Schwermetalle über die Nahrung, die Luft (hohe Resorption über die Schleimhäute), durch Genussgifte (zum Beispiel im Zigarettenrauch), über die Haut durch belastete Kleidung und Kosmetika und über die Zähne (durch Zahnfüll- und Brückenmaterialien wie Amalgam sowie Implantate) auf. Mit einem Provokationstest beim Arzt oder Heilpraktiker ist der Nachweis einer chronischen Schwermetallvergiftung möglich.

Entgiften und ausleiten

Vor manchen Giften kann man sich schützen. Vor den meisten Giften aber leider nicht. Deshalb ist Entgiftung wichtig, auch täglich im Kleinen, indem man auf Alkohol und Nikotin verzichtet oder ein Schüßler-Salz einnimmt. Die Nr. 10 – Natrium sulfuricum – gilt beispielsweise als ein biochemisches Ausleitungsmittel. Es stimuliert den »Klärstrom«, den Reinigungsvorgang der Zellen, und da es Nieren, Darm, Galle, Bauchspeicheldrüse und Leber anregt, besitzt das Salz eine entgiftende Wirkung. Auch mit einer Kur von vier bis sechs Wochen kann man mit Schüßler-Salz erfolgreich entgiften. Hierbei kommen die Nr. 6, Kalium sulfuricum D6, die Nr. 10, Natrium sulfuricum D6, und die Nr. 12, Calcium sulfuricum D6, als Kombination zum Einsatz. Nach einer

Detox-Kur fühlt man sich von Tag zu Tag wacher, vitaler und leistungsfähiger. Detox ist die Abkürzung für den englischen Begriff »Detoxification« und bedeutet Entgiftung. Fasten und Entschlacken sind hilfreich, können aber nicht ausreichend entgiften. Die Leber ist unser Mega-Entgiftungsorgan und pflegt ein komplexes, eng vernetztes Zusammenspiel mit den anderen Detox-Organen Darm, Nieren und Bauchspeicheldrüse. Optimal wären acht Wochen Entgiftungskur – am besten zweimal im Jahr. Danach ist der Körper von Schadstoffen befreit – und kann wieder unbeschwert durchstarten.

Am Ball bleiben

Integrieren Sie diese Detox-Helfer in Ihren Alltag, um die körpereigenen Entgiftungssysteme zu unterstützen: Heilerdepulver oder -granulat bindet Toxine und schädliche Stoffwechselprodukte von Darmbakterien und puffert Säuren. Die Bitterstoffe und Senföl-Glykoside aus Rucola, Löwenzahn oder Meerrettichwurzel schmecken und machen Stoffwechselabfälle unschädlich. Der feine und vielseitige Chicorée entlastet die Leber und entwässert. Das reinigende und energetisierende Gewürz aus der Ayurveda-Küche Kurkuma kurbelt den Stoffwechsel an, stimuliert Gallenblase und Leber.

Übersicht verwendeter Quellen

Links

http://www.hdg-hollerbach.de/mitochondrientherapie.html	Mitochondrien-Therapie
http://primal-state.de/	Leistungsverbesserung durch Lebensmittel
http://www.medizin-welt.info/aktuell/Mitochondrien-sind-Kraftwerke-im-Koerper/191	Mitochondrien – Woher unsere Lebensenergie kommt
http://www.im-lot.org/index.php?id=65	Mitochondriale Dysfunktion
http://ein-langes-leben.de/dr.-switzers-heilkraftige-wildkrauter-vitalkost/top-fit-mit-86-jahre-die-geheimnisse-des-nicht-alterns	Top Fit mit 86 Jahre! Die Geheimnisse des Nicht-Alterns
http://www.spiegel.de/wissenschaft/medizin/reprogrammierte-koerperzellen-jungbrunnen-fuer-zellkraftwerke-a-682531.html	Reprogrammierte Körperzellen: Jungbrunnen für Zellkraftwerke
http://www.scinexx.de/wissen-aktuell-10064-2009-06-18.html	Wie Mitochondrien Falten bekommen
http://www.uni-protokolle.de/nachrichten/id/169690/	Die Tricks des Virensensors – Wie ein zelluläres Enzym die Erreger aufspürt

http://www.biospektrum.de/sixcms/media.php/1093/392_395.610737.pdf	Mitochondrien-Dynamik bei Stress und Altern
http://www.biospektrum.de/sixcms/media.php/1093/143_146.pdf	Mitochondriale Funktionen in Pflanzen
http://www.doccheck.com/de/document/523-stoffwechsel-atmungskette-4	Mitochondrien: Wie gewinnen Zellen ATP?
http://www.dr-neidert.de/diagnostik/mitochondrienmedizin/	Störung der Mitochondrien-Funktion – Ursache für Müdigkeit und chronische Erkrankungen
http://www.mito-medizin.de/mitochondrienmedizin/	Mitochondrien als Zentrum vieler Erkrankungen
http://www.gesundheitsfundament.de/fundament/ernaehrung/dr-wahls-diaet/	Dr. Terry Wahls-Diät bei Multiple Sklerose
http://bleibgesundmann.com/2014/06/mehr-mitochondrien/	Mehr Mitochondrien!
http://www.drhuber.at/dinner-cancelling/	Dinner Cancelling
http://symptomat.de/Thermogenese	Thermogenese
https://kitchenonfireblog.wordpress.com/2015/10/08/weniger-frieren-durch-kaeltetraining-hier-ein-paar-methoden/	Weniger frieren durch Kältetraining
http://www.lauftipps.de/lexikon/hoehentraining/	Höhentraining
http://www.hypoxia.at/IHT/start.html	Intervall Hypoxie Therapie

http://www.sebastianeum.de/gesundheit/therapieangebot/klassische-naturheilverfahren/hydrotherapie/	Hydrotherapie
http://www.sebastianeum.de/philosophie/kneipps-lehre-leben/	Kneipps Leben & Lehre
http://www.dr-gahlen.de/hypoxie-therapie.htm	Hypoxie-Therapie
www.hoehenbalance.de	Höhenflug natürlich schnellere Erfolge
http://www.himaxx.de/hoehentraining/	FAQ Höhentraining
http://www.spektrum.de/magazin/defekte-kraftwerke-in-grauen-zellen/1061769	Defekte Kraftwerke in grauen Zellen
http://www.paracelsus-magazin.de/alle-ausgaben/89-heft-22016/1508-2016-03-09-15-41-03.html	Tatort Gifte im Körper
http://www.schuessler.dhu.de/home/sortiment/kuren/entgiftungskur.html	Die DHU Schüßler-Salze Entgiftungs-Kur
http://www.pharmazeutische-zeitung.de/?id=39550	Unerlässlich für den Stoffwechsel
http://www.pharmazeutische-zeitung.de/index.php?id=46982	Fehler in den Kraftwerken der Zelle
http://www.dr-moosburger.at/pub/pub058.pdf	Evolutionäre Ernährungswissenschaft und »steinzeitliche« Ernährungsempfehlungen

http://www.dummies.com/how-to/content/how-cell-mitochondria-convert-food-into-useable-en.html	How Cell Mitochondria Convert Food into Useable Energy
http://www.ruf.rice.edu/~bioslabs/studies/mitochondria/mitoverview.html	Overview of Mitochondria Structure and Function
http://www.biology4kids.com/files/cell_mito.html	Mitochondria – Turning on the Powerhouse
http://www.raymondlouis.com/index.php?/articles/view/250/0.html	Managing Your Mitochondria
http://www.urgeschmack.de/die-paleo-diaet/	Die Paleo-Diät
https://www.paleo360.de/was-ist-paleo/	Was ist Paleo?
http://www.drweil.com/drw/u/QAA36527/eat-like-a-caveman-paleolithic-diet.html	Should I Eat Like a Caveman?
http://www.pharmazeutische-zeitung.de/index.php?id=pharm7_22_2003	Möglichkeiten und Grenzen von Nahrungsergänzungsmitteln
http://www.gesundheitsfundament.de/blog/2014/09/29/die-kraft-der-sekundaeren-pflanzenstoffe/	Die Kraft der sekundären Pflanzenstoffe
http://www.orthoknowledge.eu/category/forschung/	Nahrungsergänzungen
http://www.drweil.com/drw/u/id/QAA400021	What's with CoQ10?
http://www.hdg-hollerbach.de/mikro-makronaehrstofftherapie.html	Mikro- und Makronährstoff-Therapie

http://www.dr-kuklinski.info/publikationen/blutfette.pdf	Blutfette – Zuckerkrankheit und Mitochondrien
http://www.focus.de/gesundheit/ratgeber/verdauung/neuer-trend-ketogene-diaet-keto-diaet-fuer-sportler_id_5263286.html	Keto-Diät für Sportler und Patienten
http://www.daytraining.de/ernaehrung/alles-wissenswerte-ueber-kalorien-infografik/	Alles Wissenswerte über Kalorien
http://www.daytraining.de/ernaehrung/essen-ohne-kohlenhydrate-abnehmen-mit-low-carb/	Essen ohne Kohlenhydrate – Abnehmen mit Low Carb
https://www.sciencedaily.com/releases/2010/02/100216163531.htm	High-fat ketogenic diet to control seizures is safe over long term, study suggests
http://www.paleolifestyle.de/gesundheit/paleo-intermittierendes-fasten/	Paleo und Fasten (Teil 1/3) – Intermittierendes Fasten
http://www.zentrum-der-gesundheit.de/intermittierendes-fasten-ia.html	Intermittierendes Fasten – Der gesunde Essrhythmus
http://www.buchinger.de/	Stammhaus der Buchinger-Methode
http://www.womenshealth.de/food/gesunde-ernaehrung/die-8-stunden-diaet.28256.htm	Die 8-Stunden-Diät
http://www.focus.de/gesundheit/ernaehrung/abnehmen/tid-32916/essen-ohne-kalorienzaehlen-wunder-oder-wagnis-die-acht-stunden-diaet-im-check-16-stunden-fasten-belastet-den-koerper_aid_1070697.html	16 Stunden Fasten belastet den Körper

http://www.urw-badminton.at/sites/default/files/Trainerkurs_Ausdauer.pdf	Auswirkungen des Ausdauertrainings
http://www.schallers-gesundheitsbriefe.de/archiv-der-gesundheitsbriefe/archiv-10/antibiotika-was-ihnen-ihr-arzt-nicht-darueber-erzaehlt-2/	Antibiotika – Was Ihnen Ihr Arzt nicht darüber erzählt (2)
https://www.quora.com/What-is-happening-biologically-speaking-when-you-get-into-better-cardio vascular-shape	What is happening, biologically speaking, when you get into better cardiovascular shape?
http://fitstar.com/high-intensity-exercise/	High Intensity Exercise Makes Muscle Mitochondria Happy
https://www.dak.de/dak/download/Broschuere_COPD__Informationen_fuer_Betroffene_und_Angehoerige_-1097824.pdf	Entspannung. DAK-Gesundheitsprogramm COPD
http://www.wholeliving.com/133530/get-your-energy-back	Get Your Energy Back
http://www.drweil.com/drw/u/ART00526/Downward-Facing-Dog.html	Downward-Facing Dog
http://www.zentrum-der-gesundheit.de/fettverbrennung-mit-hiit-ia.html	HIIT – Bestes Training für weniger Fett und mehr Muskeln
http://news.doccheck.com/de/1782/alarm-im-zellkraftwerk/	Alarm im Zellkraftwerk
http://www.ncbi.nlm.nih.gov/pmc/articles/PMC2292419/	Professor Rolf Luft, 1914–2007

http://old1.klinik-st-georg.de/fileadmin/publikationen/informiert/15_KSG_DrDouwes_Info_biol_Altern.pdf — Die Prozesse des biologischen Alterns

http://superfood-gesund.de/lebensmittel-fuer-besseren-schlaf/ — Lebensmittel für besseren Schlaf

http://www.drweil.com/drw/u/QAA366281/sleep-deprivation — Can Sleep Deprivation Make You Sick?

http://www.paleo360.de/gesundheit/7-tipps-fuer-einen-erholsamen-schlaf/ — 7 Tipps für einen erholsamen Schlaf

Bücher

Michael Despeghel, *Wer besser schläft, ist länger wach*, München, 2007

Prof. Dr. Michael Hamm, *Food Medizin*, München, 2009

Petra Hirscher, *Heilen und Kochen mit Hildegard von Bingen*, München, 2004

Weiterführende Quellen

Einfach einmal aufblättern oder anklicken …

Bücher

Dr. med. John Switzer	*Dr. Switzers Heilkräftige Wildkräuter-Vitalkost-Rezepte*
Dr. Norman W. Walker	*Frische Frucht- und Gemüsesäfte: Vitalstoffreiche Drinks für Fitness und Gesundheit*
Amanda Feifer	*Gemüse fermentieren: Kimchi, Sauerkraut, Pickles, Kwass & Co. selbst herstellen Techniken, Tipps und Rezepte für den perfekten Einstieg*
Dr. Terry Wahls	*Minding my Mitochondria (Englisch)*

Links

www.evivam.de	Tests, Tipps und News für einen gesünderen Lifestyle zu aktuellen Fitness-Gadets, Gesundheitstrends und Ernährungstipps

http://www.spiegel.de/gesundheit/ernaehrung/kalorienrechner-so-ermitteln-sie-ihren-optimalen-kalorienverbrauch-a-832713.html	Kalorienrechner für Grundumsatz
http://www.diaetverband.de/links.html	Weitere Links
http://www.plantfoods.org/demos/rejuvelac/index.html	Anleitung für Rejuvelac
http://www.loges.de/praeparate/curcumin-loges/	Mikronährstoffe
http://dgk.de/gesundheit/mikronaehrstoffebiosubstanzen.html	Mikronährstoffe
https://www.purecaps.net/de/	Nahrungsergänzungen aus hochwertigen naturidenten Reinsubstanzen
https://www.jurion.de/Gesetze/EU/32002L0046/Anhang_1?from=0:316260,4,20131031	Vitamine und Mineralstoffe, die bei der Herstellung von Nahrungsergänzungsmitteln verwendet werden dürfen
https://www.jurion.de/Gesetze/EU/32002L0046/Anhang_2?from=0:316260,4,20131031	Vitamin- und Mineralstoffverbindungen, die bei der Herstellung von Nahrungsergänzungsmitteln verwendet werden dürfen
http://www.zytologie-online.net/mitochondrium.php	Einführung zum Thema Mitochondrium und erklärt den Aufbau und die Funktion dieser Zellkraftwerke.

http://johnkyrk.com/mitochondrion.html (Englisch)	In dieser virtuellen Animation kann der Betrachter mit einem Klick auf die Pfeile in ein Mitochondrium hineinzoomen und verfolgen, wie sich seine Form ständig verändert
www.fastenakademie.de.	Informationen und Tipps rund ums Fasten
http://primal-state.de/	Leistungsoptimierung, Mitochondrien uvm.
https://www.youtube.com/watch?v=wnvNUtoC8a4	Anleitung: Kneipp – Der kalte Knieguss
https://www.youtube.com/watch?v=4eqwb3Ku76w	Anleitung: Kneipp – Schenkelguss
www.loxymed.de	Trainingsräume für die Höhen 3000, 4500 und 6000 Meter
www.hoehenbalance.de	Hier können Sie trainieren und Hypoxiegeräte für den Hausgebrauch kaufen oder mieten.
http://mitonet.org/fileadmin/Redaktion/Statische_Inhalte/mitoNET-Broschuere_Jan2014.pdf	Deutsches Netzwerk für mitochondriale Erkrankungen

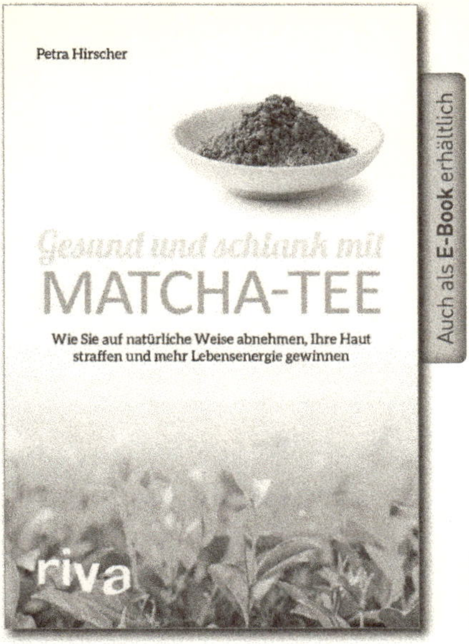

96 Seiten
7,99 € (D) | 8,30 € (A)
ISBN 978-3-86883-965-4

Petra Hirscher

Gesund und schlank mit Matcha-Tee

Wie Sie auf natürliche Weise abnehmen, Ihre Haut straffen und mehr Lebensenergie gewinnen

Matcha-Tee gilt in Japan als traditionelles Getränk der Teezeremonie. Aufgrund seiner anregenden und gesundheitsfördernden Wirkung wird das grüne Pulver jedoch auch hierzulande ein immer beliebteres Superfood. Denn Matcha wirkt sich nicht nur positiv auf den Stoffwechsel aus und unterstützt somit die Gewichtsabnahme, sondern kann das auch das Schlaganfall-Risiko verringern, kardiovaskulären Krankheiten wie Arterienverkalkung vorbeugen und positiv in das Krebsgeschehen eingreifen. Zudem hat das Grünteepulver eine entgiftende Wirkung und verhilft zu einer schöneren und strafferen Haut.

Dieses Buch zeigt die gesundheitsfördernden Aspekte und die traditionellen wie modernen Zubereitungsformen von Matcha auf. Viele Rezepte zu leichten Mahlzeiten, Smoothies und anderen Trend-Getränken sowie ein konkreter Ernährungsplan für die 14-Tage-Abnehm-Challenge helfen dem Leser, Matcha in den täglichen Speiseplan zu integrieren.

riva